L'abandon des enfants trisomiques 21

De l'annonce à l'accueil

CTNERHI :
Centre Technique National d'Etudes et de Recherches
sur les Handicaps et les Inadaptations

Annick-Camille Dumaret
Dominique J. Rosset

en collaboration avec Annie Bouyx

L'abandon des enfants trisomiques 21

De l'annonce à l'accueil

Préfaces de S. Tomkiewicz et S. Aymé

CTNERHI

1996

Vient de paraître

- La détection des anomalies foetales
  Analyse sociologique : Anne Dusart
  Analyse juridique : Dominique Thouvenin
  Juillet 1995, Prix : 270 F les 2 tomes

- Le polyhandicap
  Co-édition Assistance Publique - Hôpitaux de Paris/CTNERHI
  Juin 1995, Prix : 230 F

- Troubles sévères du développement. Le bilan à l'adolescence
  Eric Fombonne
  Novembre 1995, Prix : 180 F

- Revue Handicaps et Inadaptations - Les Cahiers du CTNERHI
  Autisme et psychoses infantiles - I
  n° 67/68, Prix : 240 F le numéro

A paraître

- Handicaps et Inadaptations - Les Cahiers du CTNERHI
  Autisme et psychoses infantiles - II
  n° 69/70, Prix : 240 F le numéro.
  N.B. Pour une commande groupée des n° I et II, le prix est de 420 F

- Handicap mental et vieillissement
  Gérard Zribi, Jacques Sarfaty et al.
  Février 1996, Prix : 100 F

Remerciements

Cette recherche a été effectuée par une équipe pluridisciplinaire à l'unité 69 de l'INSERM, devenue Association pour le développement de la recherche médico-psycho-sociale sur les inadaptations et les handicaps (A.D.RE.M.I.H.)* avec :
Annie Carron, assistante sociale, Myriam Collignon, étudiante en psychologie, Annyvonne Donnelly, psychologue, Yvette Rebours, surveillante générale en pouponnière, Dr. Dominique Jeanne Rosset, psychiatre, sous la responsabilité scientifique d'Annick-Camille Dumaret, ingénieur de recherche à l'INSERM et avec la collaboration d'Annie Bouyx, inspecteur principal des Affaires Sanitaires et Sociales.

Les auteurs adressent leurs remerciements :

* au Centre Technique National d'Études et de Recherches sur les Handicaps et les Inadaptations qui a financé cette recherche (CTNERHI),

* à la Mairie de Paris : la Direction de l'Action Sociale, de l'Enfance et de la Santé, la Sous-Direction des Actions Familiales et Éducatives,

* à la Direction des Affaires Sanitaires et Sociales de Paris,
qui leur a apporté une aide précieuse pour mener à bien cette recherche,

* au Registre des Malformations Congénitales de Paris, INSERM-U.149, Dr. C. De Vigan, ingénieur de recherche à l'INSERM, et Dr. J. Goujard, directeur de recherche à l'INSERM, pour sa contribution scientifique,

* et aux Oeuvres privées d'adoption : Emmanuel (J. et L. Alingrin), L'eau de vie (C. Bargeon), La famille adoptive française (S. Chalon et N. Emam), SOS Enfants sans frontières (J. Bonheur).

Ce travail n'aurait pu être effectué sans la participation active de personnels médicaux et paramédicaux de maternités et de pouponnières sanitaires et sociales.

Ils tiennent également à remercier chaleureusement le Professeur Marie-Odile Réthoré, directeur de recherche à l'INSERM, de nous avoir permis d'assister à ses consultations de génétique à l'hôpital Necker-Enfants Malades (Paris).

***

* L'A.D.RE.M.I.H. est membre de la Fondation pour la recherche en action sociale - 1, rue du 11 Novembre - 92120 Montrouge, France.

Liste des sigles

AER : Assistance Éducative et Recherches

ASE : Aide Sociale à l'Enfance (dépend du Conseil Général)

CAMSP : Centre d'Action Médico-Sociale Précoce

CC : Code Civil

CESAP : Centre d'Études et de Soins aux Arriérés Profonds, devenu Comité d'Études et de Soins aux Polyhandicapés

CFAS : Code de la Famille et de l'Aide Sociale

CSP : Catégories socio-professionnelles

DDASS : Direction Départementale des Affaires Sanitaires et Sociales (dépend de l'Etat)

FA : Famille d'accueil

GEIST : Groupes d'Études sur l'Insertion Sociale des Trisomiques

IME, IMP : Institut Médico-éducatif, Institut Médico-pédagogique

IMG, ITG, IVG : Interruption médicale, thérapeutique, volontaire de grossesse

PF : Placement familial

PMI : Protection Maternelle et Infantile

SSESD : Service de Soins et Éducation Spécialisée à Domicile

UNAPEI : Union Nationale des Associations de Parents d'Enfants Inadaptés

Sommaire

Préface de S. Tomkiewicz I
Préface de S. Aymé IX

Introduction 1

Objectifs de l'étude 5
Les données bibliographiques existantes 7
Hypothèses de la recherche 19
La méthodologie 23
Les rencontres avec les personnels des maternités
et des pouponnières 27

Enfants trisomiques 21 abandonnés à la naissance.
Le cadre légal 31

Première partie : Caractéristiques des enfants trisomiques 21
abandonnés et des familles. Orientation ultérieure des enfants 37

Les enfants trisomiques 21 abandonnés 39
L'évolution du nombre des abandons 39
L'état de santé des enfants remis en vue d'adoption 40
Les parents qui confient l'enfant trisomique 21 43
Proportion d'enfants trisomiques 21 parmi les abandons
à la naissance 49
Fréquence des abandons parmi les enfants trisomiques 21 51

Orientation des enfants trisomiques 21 devenus adoptables 53

Devenir à moyen terme, âge de placement 53
Famille d'accueil et famille adoptive : des milieux de vie différents 57
Les enfants repris par leurs parents (rétractations) 61
La situation des enfants non adoptés 63

Synthèse des résultats 65

Deuxième partie : Annonce du handicap et accueil de l'enfant 69

Le contexte général des entretiens 73
Les représentations sociales de la trisomie 21 77

En amont de l'annonce du handicap aux parents 79
La réflexion des professionnels de maternité 79
Les réactions du personnel à la découverte du handicap 81
L'impact du diagnostic anténatal 83

Annonce du handicap et réactions parentales 87
La révélation de la trisomie 21 aux parents 87
Les réactions des parents à l'annonce 93

Accueil des enfants et accompagnement des familles 97
Les prises en charge proposées aux parents par les maternités 99
L'influence des professionnels 101
L'accompagnement des familles en maternité 103
Les réactions familiales 107
L'accueil en pouponnière 111

La loi et les pratiques institutionnelles 115

Abandon et trisomie 21 : les facteurs en cause 123
La nature du handicap 125
Les attitudes des professionnels de maternité 127
L'influence du milieu social et culturel 129
Le temps et sa perception 131
La circulaire du 29 novembre 1985 : impact et actualité 133

Conclusion générale 135

Références bibliographiques 139

Annexes 151

Préface

de S. Tomkiewicz *

La recherche exposée dans cet ouvrage décrit et quantifie un fait brut, important, douloureux, pratiquement tu et scotomisé pas seulement par les médias mais même par les publications professionnelles ; nous pouvons aussi y lire quelques clefs pour comprendre ce phénomène. Je dois avouer ma surprise, pour ne pas dire stupéfaction, lorsque Annick Dumaret m'a signalé ce phénomène : **dans la Région Parisienne, 1 enfant trisomique sur 4 est abandonné à la naissance**; apprendre qu'à Marseille cet abandon immédiat ne touche que 1 enfant sur 5 ne m'a été qu'une piètre consolation. Peut-être des recherches sur les autres départements (dont la nécessité s'impose) vont-elles relativiser ces chiffres.

Après le choc, la réflexion. J'ai compris que j'ai fini par être abusé par mon propre discours : j'ai tant plaidé pour renforcer la convivialité et surtout la tolérance et l'acceptation des handicapés, j'ai tant vécu et travaillé avec des personnes - parents, professionnels, chercheurs - qui pensent comme moi, que j'ai fini par croire naïvement que nos désirs sont devenus des réalités. J'ai tant comparé la situation dramatique des déficients mentaux dans les années 60 à leur situation bien plus acceptable depuis la loi de 1975, que j'ai fini par croire que notre société est effectivement devenue plus tolérante à l'autre, à la différence, sinon raciale et ethnique, au moins celle résultant d'une maladie. (D'où ma surprise devant le résultat de cette recherche).

Il est vrai que l'acceptation des handicapés s'est beaucoup améliorée depuis 1958, quand j'ai commencé à leur consacrer une partie de mon

---

* Directeur de Recherche à l'INSERM - ADREMIH - Fondation pour la Recherche en Action Sociale - 1, rue du 11 Novembre, 92120 Montrouge.

temps. Sur le plan juridique, tout d'abord. Pensons qu'avant 1965 les enfants à QI inférieur à 60 étaient considérés comme inéducables et irrécupérables ; ils n'avaient droit ni aux tentatives d'éducation ni même au remboursement de leurs soins par la Sécurité Sociale. Pensons que jusqu'à naguère des Services, dits «de défectologie» dans certains hôpitaux psychiatriques ne valaient pas mieux que les horreurs des orphelinats roumains. Pensons que le courant, impulsé par le Général De Gaulle en 1962, a abouti à la loi de 1975, sans conteste la plus progressiste et la plus humaniste du monde, loi dont les décrets sur l'intégration de 1982 et 1983 ont poussé les limites aussi loin que possible.

Les lois sont certes nécessaires pour transformer lentement les sentiments et les idées de l'opinion, mais elles ne sont pas suffisantes. Or dans notre pays, même le regard social sur les handicapés a changé dans le sens de la tolérance et de l'acceptation : je passe sur l'importance quantitative et qualitative qu'ont prises les associations de parents d'enfants handicapés dans la vie du pays, je passe sur le succès dont jouissent les Olympiades et les grandes manifestations publiques dont les handicapés sont les héros. Quand on voit le Champs de Mars à Paris rempli des handicapés, de leurs parents et amis, la mini-manifestation rencontrée en 1960 paraît d'un autre siècle : c'était, devant la Préfecture de Police, un petit groupe de parents endoloris suivant une pancarte : *trouvez des places pour nos enfants ou nous allons les jeter dans la Seine*.
Il suffit d'accompagner, dans un grand magasin ou dans la rue, des enfants ou des adolescents autistes, trisomiques ou infirmes moteurs cérébraux, pour constater ces changements : le sourire, parfois gêné, les tentatives de dialogue ou le regard pudiquement détourné, remplacent les injures et les remarques meurtrières du genre : *quand on a des enfants pareils, on les cache*. Il suffit aussi de mesurer le succès inespéré du «Téléthon»...
Plus importantes encore que les discours de **tous** les hommes politiques transmis par la presse et les médias, le meilleur accueil des enfants handicapés se manifeste par un phénomène nouveau : les adoptions. Il y a

30 ans, une jeune femme, professionnelle, qui avait adopté un enfant handicapé mental a été considérée comme «folle» par tout son entourage. Aujourd'hui, de telles adoptions deviennent de plus en plus fréquentes comme nous le montre l'ouvrage présent[1].

Voilà donc les faits qui ont motivé mon optimisme et ma cécité à la dure réalité manifestée entre autres par la fréquence des abandons de nouveau-nés trisomiques.

***

Car, en même temps que s'améliore l'acceptation générale des handicapés, une tendance inverse se fait jour et se renforce dans nos pays : c'est **l'exigence** de donner naissance, sinon à un «enfant parfait» cher aux psychanalystes et rêvé pendant l'étreinte et les neuf mois de grossesse, mais un enfant en parfaite santé, un enfant parfaitement **normal**. Certes ce désir est vieux comme l'humanité et on pourrait, avec sa Sainteté le Pape, le taxer de «naturel». Sont nouveaux l'espoir et la certitude que l'état actuel de la science, de la médecine et de la société, est capable de combler toujours cette exigence. Les futurs parents et leurs familles sont de plus en plus convaincus que le progrès les met complètement à l'abri de tout désastre, de tout handicap congénital, de toute «malfaçon». Le désir d'enfant parfait devient une revendication d'enfant normal.

Certes, la souffrance, voire le choc - aucun terme n'est assez fort pour définir le sentiment qui envahit une mère ou un couple lorsqu'ils constatent ou apprennent un handicap grave de leur enfant -, n'est pas nouveau. Dès 1960, j'ai demandé aux médecins, pédiatres, accoucheurs et psychiatres de

---

[1] Je ne suis pas convaincu par ceux qui attribuent ce phénomène **uniquement** à la raréfaction des enfants adoptables "ordinaires" et au refus raciste des enfants de couleur ou maghrébins.

tout faire pour diminuer l'impact de ce choc plutôt que de les enfoncer dans leur désastre en cachant la réalité ou en insistant brutalement sur les déficiences : *jetez-le à la poubelle et faites en un autre.*

Ce qui a changé, c'est la nature de cette souffrance ou, psychanalytiquement parlant, les modes de défense pour lutter contre elle : jadis, voire naguère, on pouvait se retourner contre Dieu ou bien puiser dans sa foi en Sa toute bonté, apaisement et consolation. Déjà Saint-Thomas d'Aquin et, plus tard, Montaigne discutaient la naissance de tel enfant dans un cadre théologique comme pouvant mettre en cause l'existence de Dieu et l'amour que nous lui devons. Aujourd'hui, on refuse de plus en plus la fatalité, le hasard qu'il faut d'une manière ou d'une autre accepter comme la pluie, la mort ou le tremblement de terre. La naissance d'un enfant handicapé devient à proprement parler **inacceptable**. Ceci explique et le taux élevé d'abandons et les procès qu'on commence à intenter aux professionnels (généticien ou échographiste) non seulement «activement responsables» du handicap (vaccination, erreur obstétricale), mais coupables de ne pas l'avoir prévu à temps et d'avoir permis la naissance de l'enfant qui en est porteur.

Je comprends que la femme, dans son désarroi, cherche un responsable à son malheur. Mais je ne pense pas que la justice doive abonder dans ce sens et admettre qu'un échographiste a causé un préjudice aux parents par son incapacité à déceler le handicap ou la malformation dans le jeu complexe d'ombres et de lumières sur lequel il a travaillé.

Cette double évolution pourrait bien se résumer par la formule : *nous voulons bien tolérer, voire aimer, les enfants handicapés, à condition qu'ils ne soient pas nés de nous, à condition qu'ils ne soient pas nos enfants.*

La nouvelle forme d'intolérance au handicap entraîne la persistance sinon l'augmentation des abandons à la naissance des enfants atteints d'un handicap grave et évident, décrit dans ce livre ; et peu importe si cet abandon nommé actuellement d'une manière quasi aguichante «consentement à l'adoption» peut sembler aux parents moins tragique, moins lourd de conséquences, moins meurtrier que jadis. Pourtant, notre société offre beaucoup plus d'aide et de soutien aux enfants et à leurs parents, jadis obligés de cacher l'enfant handicapé dans la honte et la solitude. Plus grave, nous assistons à une renaissance du discours sur la légitimité de l'euthanasie néonatale ou très précoce de ces enfants. Ce courant, y compris les euthanasies plus ou moins clandestines, est plus puissant (mais pour combien de temps ?) dans les pays anglo-saxons et protestants.

***

Y a-t-il et faut-il chercher un coupable à cette évolution ? Quels sont les responsables de cette nouvelle intolérance ? Faut-il chercher dans les moeurs ? dans les progrès de la génétique ?

D'aucuns accusent sans état d'âme le laxisme des moeurs, les conséquences funestes de la séparation entre la sexualité et la procréation, la pilule et la légalisation de l'I.V.G., l'abandon progressif de la morale chrétienne... Leur bouc émissaire, c'est la sexualité, l'ennemi millénaire de l'église. Ces «moralistes» méconnaissent et nient le désir de la majorité des femmes d'avoir un enfant et la souffrance qui résulte autant d'une Interruption Volontaire de Grossesse que d'une naissance et d'une vie en commun avec un enfant gravement handicapé.

D'autres accuseront les généticiens. Leur bouc émissaire, c'est la recherche scientifique, le désir de connaître et de dominer les mécanismes de la fécondation, de l'embryogenèse et de l'hérédité. Ils me font penser au haro sur les obstétriciens d'il y a vingt ou trente ans. Toutes ces recherches sont nécessaires, pas seulement pour augmenter notre savoir mais aussi pour rendre possible un jour, peut-être lointain, des véritables traitements intra-utérins ou postnataux des maladies génétiques qui entraînent des handicaps graves. Aujourd'hui, la génétique vit le stade qu'a vécu la médecine des

maladies infectieuses il y a cinquante ou cent ans : un diagnostic de plus en plus fin mais aucune thérapeutique ; avec une différence de taille, c'est que le diagnostic actuellement peut aboutir à la suppression de celui qui porte la maladie.
Je ne ferai qu'un reproche, mais grave, aux généticiens et aux médecins qui travaillent avec eux : c'est d'avoir osé dénommer l'interruption de grossesse résultant de leur découverte : I.M.G. (Interruption Médicale de Grossesse». Une telle dénomination jette une confusion grave dans l'esprit du public : elle fait croire que le médecin peut donner la mort et pas seulement la vie et elle prépare l'opinion à des éventuelles interruptions de grossesse obligatoires sur ordonnance du médecin.

À mon avis, la responsabilité la plus grande incombe à ceux qui mystifient l'opinion publique en laissant croire que la science et la médecine peuvent vaincre la mort, le handicap et la maladie. Cette mystification est multipliée par les médias omniprésents, souvent irresponsables, voire malhonnêtes ; sont ici responsables à part égale les professionnels des médias à la recherche d'un «scoop» et les scientifiques à la recherche de gloire et de crédits.

Outre ces facteurs généraux, le livre nous montre le rôle capital joué dans ce phénomène d'abandon par l'idéologie des équipes obstétricales. Nous voyons en effet que la répartition des abandons est extrêmement inégalitaire : on trouve à la fois une prévalence significative d'une population riche et instruite par rapport à la population ouvrière, pauvre et immigrée, et une proportion des abandons très différente selon la maternité et le discours de l'équipe. (Je ne crois pas que les classes possédantes soient plus immorales que les milieux populaires : elles sont mieux informées et, depuis toujours, elles inaugurent tout phénomène nouveau).

La deuxième partie de l'ouvrage montre clairement combien, dans certaines maternités, l'abandon a été véritablement induit par l'équipe obstétricale qui est profondément convaincue de sauver les parents ; on peut dire qu'elle recommande cet abandon d'une manière quasi autoritaire. La façon de révéler le diagnostic est un facteur capital de l'abandon. Or ici, l'équipe ne donne aucun délai à la mère, pas même deux ou trois jours, pour qu'elle s'habitue à son bébé. Elle tait aux parents tout ce que la société fait pour adoucir leur sort et pour faciliter leur vie et celle du handicapé[2]. Ces équipes font croire aux parents que l'enfant sera sûrement adopté par le simple fait que le nom officiel de l'abandon est devenu «consentement à l'adoption» ; or c'est là encore une mystification au moins une fois sur deux.

Pour que les parents puissent choisir entre la souffrance de l'abandon et la crainte et la douleur de devoir accueillir un enfant tellement différent de ce qu'ils ont espéré, il faut leur laisser un peu de temps, les informer, aussi objectivement que possible des conséquences éventuelles pour eux-mêmes et pour l'enfant de l'abandon et de l'acceptation de l'enfant. Il ne faut surtout pas (je le disais déjà en 1970) leur imposer brutalement ou subrepticement notre propre idéologie, ne montrer aucun signe de condamnation morale en cas d'abandon, mais aussi aucun signe de pitié condescendante en cas d'acceptation.

Le travail présent m'a appris en plus, et je dois avouer ici ma surprise et même mon indignation, que ces équipes conseillent fortement aux familles de violer la loi en faisant ce qu'on peut appeler un «accouchement sous X retardé». Cette pratique est profondément contraire au droit de l'enfant à son identité. Je ne suis pas partisan de l'interdiction absolue de l'accouchement sous X, étant donné la détresse sociale et psychologique des très rares femmes qui le demandent avant d'accoucher. Même avec elles une équipe humaine peut obtenir pas mal de renseignements qui pourront rassurer un jour l'enfant abandonné quand il deviendra adulte. Par contre, priver de son identité un enfant qui en avait déjà une, fut-il trisomique, est non seulement une illégalité mais une violence insupportable.

---

[2] Certes, ni les techniques nouvelles de soin et d'éducation, ni des institutions de mieux en mieux adaptées, ni les progrès d'intégration scolaire ou sociale n'entraînent de miracle, ni de guérison ; elles rendent toutefois la vie des handicapés incomparablement moins tragique que naguère.

Peut-on et doit-on tendre à la diminution de ces abandons et, plus généralement, à l'acceptation un peu meilleure de l'enfant handicapé ?

On le pourrait :

• si les scientifiques devenaient moins prétentieux et les médias plus honnêtes ; si on expose honnêtement au public les limites théoriques et pratiques de notre savoir et de nos possibilités d'action ;

• si les équipes obstétricales et pédiatriques acceptaient une attitude neutre et bienveillante dans la révélation du handicap ; une délicatesse infinie dans l'annonce qui serait faite rapidement, mais non immédiatement, toujours en présence du père, par le médecin lui-même, qui saura prendre son temps et choisir un lieu calme et isolé ;

• si ces équipes, tout en disant honnêtement ce qui attend l'enfant et la famille, ne fermaient pas toute porte à l'espoir et faisaient connaître en même temps que les possibilités légales d'abandon (mais jamais les possibilités illégales de l'X retardé !) les aides que la Société propose actuellement.

Le devrait-on ?

Je crois que oui, sans faire appel à une morale transcendante. Voici mes motivations éthiques :

Je ne suis pas contre le consentement à l'adoption des enfants trisomiques, comme je ne suis pas contre l'interruption de la grossesse lorsqu'on découvre des malformations graves chez un foetus. J'estime que ces deux actes font partie de la liberté de la mère ou des parents et que la société se doit d'assurer les conditions matérielles de cette liberté (gratuité de l'I.V.G. et soins les meilleurs à donner à tout enfant abandonné avec adoption si possible). Si je déplore la fréquence accrue de tels événements c'est pour des raisons qui dépassent chaque cas individuel ; je crains qu'un jour, dans notre société de plus en plus régie par l'économie, la rationalité et la science, de telles mesures cessent de dépendre de la décision de la mère mais deviennent obligatoires et ceci m'est charnellement insupportable, au moins aussi longtemps qu'il reste encore le dernier survivant de la politique nazie.

Préface

de S. Aymé *

Qu'ajouter aux commentaires sensibles et nuancés de S. Tomkiewicz ? Une généticienne de la génération pilule et I.V.G. ne peut que redire la même chose avec d'autres mots et témoigner avec son regard de scientifique du contexte international dans lequel s'inscrivent les faits décrits par Annick Dumaret.

L'avènement du diagnostic prénatal a été vécu par beaucoup de médecins assurant des consultations de génétique comme une délivrance. Jusqu'à la fin des années 70, outre l'annonce du diagnostic de trisomie 21, il fallait informer les parents du risque accru pour une prochaine grossesse, ce qui avait bien souvent pour effet de les dissuader d'avoir d'autres enfants. La possibilité de faire des diagnostics in utero a donc permis à des couples à risque d'avoir les enfants normaux qu'ils souhaitaient, au prix d'un très petit nombre d'interruptions de grossesse. Au total, le diagnostic prénatal aura eu un effet plus nataliste que préventif.

Cette technologie a donc diffusé régulièrement pour être adoptée finalement par plus de 60 % des femmes à qui on la propose. Ce taux de recours au diagnostic prénatal est sensiblement le même dans tous les pays développés. Pourtant, nous sommes le seul pays où les enfants trisomiques sont abandonnés à la naissance. Comment expliquer cela ? En quoi différons-nous des autres pays ?

La diffusion en France du diagnostic prénatal des anomalies chromosomiques a obéi dès l'origine à une organisation particulière qui contraste nettement avec les modalités dominantes de régulation de l'innovation médicale dans notre pays. La diffusion du diagnostic prénatal des anomalies chromosomiques a pris en France la forme d'un dispositif particulier fondé

---

*INSERM SC 11 - 16, av. Paul-Vaillant Couturier, 94807 Villejuif Cedex.

sur une collaboration négociée entre les professionnels spécialisés et la Caisse Nationale d'Assurance Maladie des Travailleurs Salariés (régime général de la Sécurité Sociale). Une subvention de recherche était tout d'abord accordée en Novembre 1974 par la CNAMTS à cinq laboratoires de cytogénétique. En Décembre 1977, une première convention entre la CNAMTS et dix laboratoires regroupés dans «l'Association Française pour le Dépistage et la Prévention des Maladies Métaboliques et des Handicaps de l'Enfant», qui s'était constituée dès 1975, faisait bénéficier de la gratuité de l'amniocentèse et du diagnostic cytogénétique des anomalies chromosomiques les femmes de 40 ans et plus qui souhaitaient y avoir accès. En Octobre 1980, une nouvelle convention entre cette Association et la CNAMTS étendait l'accès gratuit à l'amniocentèse aux femmes âgées de 38 ans et plus au moment de l'examen. Une dernière convention était signée en Février 1988 ; elle étendait la possibilité d'accès au diagnostic prénatal gratuit au cas des femmes ayant présenté, au cours de la grossesse, des signes d'appel échographiques confirmés «reconnus comme étant souvent associés à une aberration chromosomique».

En 1992, le caryotype foetal passait à la nomenclature des actes médicaux, mettant fin à quinze ans de contrôle étroit de l'activité, tout en conservant une liste restrictive d'indications donnant lieu à remboursement. La proportion de cas évités par cette politique est actuellement de 9 % pour les mères âgées de moins de 35 ans, de 23 % entre 35 et 37 ans, 48,6 % entre 38 et 39 ans et 64 % à 40 ans et plus. Ces chiffres sont inférieurs à ceux des pays scandinaves ou du Nord de l'Europe et dans la moyenne européenne. On peut donc dire que la France a très étroitement encadré cette activité sans jamais se donner les moyens de sa diffusion. Le choix fait en France de limiter l'accès au diagnostic prénatal et de ne rien faire pour sa diffusion parmi les populations-cibles est certainement lié à la perception d'un danger de dérapage social du diagnostic anté-natal vers une justification de l'interruption de grossesse pour des anomalies mineures. Il est certain que ces motivations légitimes auraient gagné à être exprimées de façon plus transparente et explicite dans les débats et processus de décision.

Les possibilités nouvelles d'extension du dépistage prénatal par l'utilisation de marqueurs sériques dans le sang maternel, permettant de dépister les femmes à risque accru de trisomie 21 foetale avant orientation vers l'amniocentèse, relancent ces débats de façon exacerbée. Beaucoup craignent que l'extension du dépistage de la trisomie 21 contribue à renforcer le rejet à la naissance des cas non-dépistés. Chacun semble ainsi faire un lien direct entre la disponibilité du dépistage et le rejet de l'enfant. Est-ce fondé ? Je ne le crois pas. Au moins, le lien est beaucoup plus indirect qu'il n'y paraît puisque le phénomène de l'abandon à la naissance est spécifique à notre pays.

Ce qui nous distingue des autres pays, c'est notre législation sur l'abandon. Nous sommes le seul pays qui autorise la remise en vue d'adoption dès la naissance, tous les autres pays prévoyant un délai de plusieurs mois. C'est ainsi dans un climat de drame, avant qu'un lien quelconque ait pu s'établir entre la mère et l'enfant, que les couples prennent une décision d'une extrême gravité, non seulement pour l'enfant mais pour eux-mêmes. Bien souvent l'enfant est médicalisé dès sa naissance, hospitalisé pour bilan et donc séparé de sa mère, sans que rien ne justifie une telle précipitation. Cet enfant «anormal» gêne tout le monde, au point qu'on cherche tous les prétextes pour l'escamoter. L'enfant reste ainsi abstrait pour les parents qui subissent par ailleurs le discours défensif des professionnels, très bien décrit par Annick Dumaret, et la pression de leur entourage qui ne parle que du drame dont cet enfant est la cause. Nos professionnels ne pensent pas différemment de ceux des autres pays, d'après les enquêtes d'opinion publiées, mais ils agissent différemment. L'explication que je trouve à cela a sa source dans la relation du corps médical à l'État en France. Nous attendons de l'État qu'il fixe les limites du bien et du mal ; nous pensons que tout ce qui n'est pas interdit par la Loi est permis. Nos confrères des autres pays européens pensent majoritairement que les professionnels doivent s'autoréguler sans intervention de l'État. Ils éditent des recommandations professionnelles, débattues lors de rencontres, qui deviennent la référence des bonnes pratiques. De par leur mode d'élaboration, ces recommandations sont beaucoup plus acceptables et acceptées que nos lois et décrets. Ainsi la France, en ayant voulu réglementer le diagnostic prénatal pour l'empêcher de déraper, a sans doute empêché que le débat s'instaure et que les professionnels se sentent responsables des situations créées.

Ce qu'on peut espérer de la publication du travail d'Annick Dumaret, c'est qu'il relance la réflexion sur l'accueil de l'enfant handicapé en maternité et sa prise en charge ultérieure. Faisons-nous vraiment tout ce que nous pouvons pour que les parents de ces enfants ne se sentent pas désespérément seuls face à un destin soudain profondément modifié ? Il est tout de même paradoxal que le débat éthique soit si vif lorsqu'il s'agit de pratiques sur l'embryon et le foetus, et si pauvre lorsqu'il s'agit de pratiques à la naissance. Effet de mode ? Changer ces pratiques est pourtant à notre portée...

Introduction

De tous temps, des enfants ont été abandonnés, délaissés puis élevés par d'autres familles. Depuis plus de dix ans la proportion de bébés remis en vue de leur adoption à Paris est relativement stable. Cependant selon les travailleurs sociaux des institutions de la petite enfance, il semblerait que le nombre des enfants trisomiques 21 abandonnés ait été en augmentation pendant la période étudiée. Le développement de l'activité d'associations et d'oeuvres privées d'adoption spécialisées témoigne également de ce phénomène.

Face à un idéal de normalité porté par la société, les revendications concernant la santé se sont accrues, la maladie devient injuste et le handicap inacceptable. Avec l'évolution des mentalités due à l'amélioration de la médecine, la société tolérerait-elle plus volontiers l'abandon d'enfants présentant des malformations ? Pourquoi accepter le handicap si les progrès de la science permettent de l'éviter ? Les naissances d'enfants atteints d'une trisomie 21 sont-elles plus insupportables aujourd'hui qu'autrefois ?

Dans l'ensemble, les enfants remis à la naissance en vue d'adoption à Paris représentent 3 à 4 pour mille des naissances parisiennes annuelles. Pour l'Aide Sociale à l'Enfance (ASE), institution publique, environ 85-90 enfants nés à Paris sont confiés, chaque année, en vue d'adoption à la naissance ou avant d'avoir atteint l'âge d'un an. Chaque année également, 25-30 enfants sont confiés aux oeuvres privées d'adoption. Les motifs qui ont conduit à l'abandon de tous les enfants sont souvent multiples, d'ordre psychosocial, culturel et économique.

La naissance d'un enfant porteur d'un handicap est un drame vécu comme une injustice insoutenable pour les couples, leurs familles et pour les professionnels. La découverte de la trisomie 21, l'annonce du diagnostic aux parents et la période qui suit sont des moments cruciaux. L'impact de la révélation et la façon dont elle a été perçue par eux constituent un facteur capital dans le processus d'élaboration des relations parents-enfant et de l'évolution de la famille. Une des questions concerne l'accueil de l'enfant et son accompagnement ainsi que celui de ses parents. Cette question fondamentale a donné lieu en 1985 à des instructions ministérielles (sous la forme d'une «circulaire») issues d'un groupe de réflexions de professionnels de maternités.

Certains parents, accompagnés et soutenus par l'équipe médicale, le réseau familial et relationnel, découvriront peu à peu cet enfant, différent de celui qu'ils avaient imaginé. Des liens se créeront lors d'échanges réguliers au fil des jours et des premières semaines. Ces liens supplanteront les images négatives de l'enfant «mongolien»... D'autres parents, même soutenus, ne se croiront pas capables de vivre la réalité, de faire le «deuil» de l'enfant idéal et d'adapter leur projet familial à cette nouvelle situation. Dans le plus grand désarroi, ils vont se séparer de l'enfant. Pensent-ils vraiment qu'une autre famille sera là pour favoriser au mieux son développement et son épanouissement ou l'abandonnent-ils à la société ?

Les motivations sont complexes et particulières à chaque famille, chaque parent. **Comment cette épreuve leur a-t-elle été annoncée ? Comment discerner dans cette décision, ce qui revient au handicap lui-même, avec les représentations sociales qui lui sont associées et ce qui est lié aux modalités de l'annonce et aux solutions proposées ?** Ces points sont vraisemblablement indissociables dans la plupart des cas. Ces enfants confiés à l'ASE devenus pupilles de l'État et ceux confiés aux oeuvres sont juridiquement adoptables. Adoption, mot magique, solution miracle ? Mais que sait-on de l'avenir de tous ces enfants ?

Répondant à l'appel d'offres de 1990 du Centre Technique National d'Études et de Recherches sur les Handicaps et les Inadaptations, la recherche

présentée ici étudie le lien entre l'évolution du phénomène d'abandon d'enfants trisomiques 21 à Paris et l'annonce du handicap.
Il est impossible d'aborder la situation des enfants remis en vue d'adoption sans parler de droit. La notion d'adoptabilité est une notion juridique, aussi un chapitre sera-t-il consacré au dispositif légal qui régit la remise en vue d'adoption. Deux axes structurent ce travail pour lesquels des méthodes de recherche différentes ont été choisies. La première partie de cet ouvrage présente les données du dépouillement systématique des dossiers des enfants trisomiques 21 abandonnés à Paris pendant dix ans, entre 1980 et 1989. Cette démarche de type quantitatif a mis en lumière certains faits analysés ultérieurement. L'orientation à moyen terme des enfants sera décrite sans autre information sur leur adaptation à long terme. Réalisée à partir d'entretiens avec des professionnels de maternités, la seconde partie aborde le thème des informations données aux parents, celui des réactions des personnels de maternité et des parents face à la révélation de la trisomie 21 et celui des prises en charge ultérieures de l'enfant proposées aux familles, pour tenter de définir les facteurs en cause dans l'abandon des enfants.

Objectifs de l'étude

Les objectifs de cette recherche sont triples.

En premier lieu, il s'agit d'évaluer à Paris entre 1980 et 1989 la proportion d'enfants trisomiques 21 parmi les enfants confiés en vue d'adoption et l'évolution du taux d'abandon parmi les naissances d'enfants trisomiques 21.

L'observation sur une période relativement longue (dix années) devrait permettre de préciser s'il s'agit d'une augmentation relative du nombre d'enfants trisomiques 21 parmi tous les enfants confiés dès la naissance en vue de leur adoption, ou d'une augmentation réelle du nombre d'enfants trisomiques abandonnés parmi tous les enfants trisomiques 21 nés vivants. Dans le premier cas de figure, le nombre d'enfants trisomiques 21 abandonnés pourrait rester stable mais il y aurait une évolution des mentalités vers une diminution du nombre total d'enfants remis à la naissance en vue d'adoption, liée en partie au développement de l'interruption volontaire de grossesse, à l'aide aux familles en difficultés, etc. Dans le second cas, on peut supposer que l'augmentation réelle des enfants trisomiques abandonnés à la naissance est également liée à une évolution des mentalités, mais dans un tout autre sens, en relation avec les progrès de la médecine obstétricale et du diagnostic anténatal.

Dans un second temps, seront analysées les diverses modalités de prise en charge et d'orientation à court et moyen terme de ces enfants. Combien de familles adoptives ont-elles été trouvées au cours de la décennie étudiée ? Au bout de combien de temps ? Pour les autres enfants, de quelles prises en charge s'agit-il : institution ou famille d'accueil ?

Le troisième objectif de ce travail, répondant tout spécifiquement à l'une des préoccupations de l'appel d'offres du CTNERHI, concerne l'annonce du handicap et ses répercussions sur l'accueil de l'enfant et de sa famille. Pour les enfants trisomiques 21, comment le handicap a-t-il été annoncé aux parents ? Quelles sont les pratiques institutionnelles des professionnels des maternités parisiennes ? Quel est l'impact de cette annonce sur la décision qu'ils ont prise ?

Les données bibliographiques existantes

En France, la prévalence de la trisomie 21 a légèrement augmenté depuis plusieurs années ; elle est passée de 11,3 à 14,5 pour 10 000 naissances dans la population parisienne (Aymé, Julian et col., 1992, De Vigan, Vodovar et col., 1992). *«La naissance d'un enfant trisomique n'est pas un phénomène rare, même si le diagnostic prénatal en a diminué la fréquence... Étant donné que le taux de dépistage de la trisomie 21 en anténatal se situe autour de 27 % (sur caryotype, signe d'appel échographique), dans près des deux tiers des cas, la découverte de la trisomie se fait donc après la naissance»* (Francoual, 1992).

Découverte du handicap et information des parents

L'annonce du handicap aux parents

Selon Roy (1991), il existe trois types de révélation : a) la révélation précoce car le handicap est repérable dès la naissance, b) la révélation différée lorsque l'enfant est en réanimation, c) la révélation retardée par la volonté de l'équipe médicale qui sursoit à l'annonce : *«elle s'octroie dans le meilleur des cas un temps de rencontre avec des parents supposés fragiles pour distiller la révélation ou, dans le pire des cas, laisse de façon aléatoire à d'autres le soin de révéler la mauvaise nouvelle»*.

L'accord est aujourd'hui général sur la nécessité d'une annonce par un médecin, en présence des parents (le père, la mère) et si possible de l'enfant (Réthoré, 1981, De Rancourt 1991). *«Le médecin ne doit pas confier cette tache à une tierce personne (...). Il est préférable que ce soit un clinicien qui a plus l'habitude de l'écoute et du dialogue avec des parents, qu'un spécialiste de technique»* (Conseil National de l'Ordre des Médecins, 1990). Les études rétrospectives sur l'annonce de la trisomie 21 indiquent qu'autrefois elle était faite à la mère dans 45-50 % des cas, au couple dans 25-30 % des cas et au père seul dans 30-20 % des situations (Pueschel et Murphy, 1976, Cunningham et Slopper, 1977).

Cette annonce doit être rapide (dès la connaissance du diagnostic) mais sans précipitation. La question de savoir s'il existe ou non un meilleur moment pour l'annoncer aux parents est controversée. La plupart des médecins optent pour une annonce précoce (Carr, 1970, Lucas et Lucas, 1980, Francoual, 1992) et si possible en présence de l'enfant afin de développer le plus rapidement possible une psychodynamique positive dans les relations parents-enfant (Cunningham et col., 1984). L'attente, le doute peut être pire que la réalité, *«... le précoce et ses arpèges salvateurs de bon samaritain risquent d'étouffer l'enfant dans son handicap«* (Clerget, 1991). L'incertitude accroît la détresse des parents et peut avoir des effets négatifs sur la relation médecin-parents (Cunningham 1986). Récemment en France, une enquête auprès d'une centaine de parents note que l'annonce de la trisomie 21 a été faite dans 57 % des cas, dans les trois heures qui ont suivi l'accouchement, la mère étant le plus souvent seule (Megarbane et col. 1994).

Le vécu des familles

Si tout accouchement est déjà en lui-même *«une épreuve émotionnelle et physique qui fragilise la mère»*, la naissance d'un enfant handicapé est toujours une épreuve d'une *«violence sidérante pour les parents»* (Rapoport, 1985). Les nombreux intervenants font état du profond bouleversement des familles : rupture immédiate et plus ou moins profonde des repères identificatoires, fragilisation de l'image de soi, déstabilisation de l'équilibre familial (Carr 1970, Emde et Brown 1978, Braconnier 1982, Gath 1985, Visier, Maury et col. 1986, Graber 1990).

Classiquement la littérature fait état de trois phases (Drotar et al. 1975). Une phase de tension extrême avec sidération, «déroute narcissique», abattement, colère, accusations, sentiments de culpabilité... Quelle que soit la pathologie ou les malformations révélées, les parents emploient *«tous les mêmes mots pour dire la même affliction, au moment de ce verdict : le coup d'assommoir, le choc, le drame, l'effondrement, le coup de poignard, le couperet...»* (Bensoussan, 1989). Des comportements défensifs sont élaborés au cours d'une deuxième phase : déni de la réalité, isolement, repli familial. C'est dans cet éventail d'attitudes que l'on trouve l'écoute sélective des parents qui filtrent les informations données et n'entendent pas ce qui leur est dit (Cunningham et Sloper 1977, Salbreux 1978, Pueschel, 1983, Soulayrol et Ruffo 1982). La troisième phase correspond à l'acceptation du diagnostic, quelle que soit la prise de décision qui s'ensuivra. Les parents vont s'informer sur le handicap, prévoir des prises en charge, contacter des associations de parents (Gath 1985).

Tous les auteurs sont conscients qu'il n'existe pas de bonne ou de meilleure façon d'annoncer le diagnostic, «l'insatisfaction des parents» lors de la découverte de la trisomie est inévitable. L'étude de Quine et Pahl (1987) auprès de 190 parents d'enfants trisomiques 21, indique que si les deux tiers des parents sont en état de choc au moment de la révélation du diagnostic, seulement 4 % des parents ont des réactions importantes de rejet ; la majorité des familles ne sont pas satisfaites des premières informations reçues sur le handicap.

À la différence d'un enfant né en bonne santé, l'attachement ne pourra se construire avec l'image de l'enfant «attendu», ce processus se construira à partir d'autres modalités d'échanges parents-enfant. Trois situations sont évoquées : le possible attachement qui va se *«fonder sur une continuité entre le désir qui soutenait cet enfant pendant la grossesse et la réalité de la naissance»*. L'attachement retardé parce que le projet initial n'est pas assez solide pour faire face à cette image d'un enfant déficient. Enfin, l'impossible attachement, avec délaissement ou abandon (Roy, 1991).

La famille de l'enfant handicapé devra *«se recréer un nouveau roman familial»* (Bensoussan, 1989). Tout le système familial est ébranlé. Les relations entre parents et enfants gravement malades s'effectuent par *«réajustement constant... dans un climat émotionnel intense»* (Zucman, 1982). Dans les familles d'enfants cancéreux, Oppenheim (1989) mentionne les troubles psychologiques touchant l'enfant, ses parents (hyperprotection, dépression...), sa fratrie et les retentissements sur le couple (séparation, appauvrissement affectif et sexuel). La naissance d'un enfant avec un handicap opère, au sein de la fratrie, des bouleversements réels même si peu visibles dans l'immédiat. Les frères et soeurs perçoivent généralement cette naissance avec le sentiment d'être dévalorisés (Gath, 1973, Braconnier et col., 1982). Ils ont à subir, par ailleurs, l'angoisse de leurs parents et voient ces derniers, par la force des choses, leur consacrer moins de temps (Boucher, Kerner, Piquet, 1989).

Dans les familles ayant un enfant trisomique 21, plusieurs études constatent une plus grande fragilité au niveau du couple parental (plus d'états dépressifs mais pas plus de troubles psychiatriques que dans les autres familles) surtout dans les premières années et/ou lorsque l'enfant est placé (Gath, 1985). Selon certains, le placement systématique ne devrait jamais être considéré comme une mesure préventive de sauvegarde du couple (Tomkiewicz, 1973).

La notion de temps est mise en relief d'une façon nuancée. Dans ce temps suspendu, figé, *«la vie qui apparaît se voit amputée de sa dimension de promesse et d'idéal»* (Villard, 1992). L'annonce peut induire *«une véritable maladie de l'Espace-Temps»* (Bensoussan, 1989) : temps pour entendre la nouvelle, temps pour passer de l'enfant du rêve à l'enfant réel, pour *«élaborer la perte de conformité»* (Clerget, 1991).

Le vécu des professionnels

La maternité est un *«monde clos, comme intra utérin, constamment confrontée à des événements dont l'intensité émotionnelle n'est plus à redire»* (Rapoport, 1985). Dans ces lieux, *«nous vivons comme hors du temps, hors société (...), les équipes souhaitent, inconsciemment, protéger une image idéalisée de la maternité»* (Dugué, 1988). Selon Roy, Guilleret et col. (1989), il existe encore des difficultés de communication entre obstétriciens et pédiatres dans l'attribution des rôles respectifs qu'ils pourraient tenir envers les parents. *«Ils parlent différemment du handicap de l'enfant selon la place qu'ils occupent dans le processus de la naissance»* (Roy, Visier, 1991).

Lors de la découverte du handicap, le profond malaise des professionnels fait écho à la souffrance et au désarroi des parents. *«Plus personne ne sait à qui appartient l'angoisse... Ces phénomènes de déplacement et de confusion s'accentuent dès que surgissent des éléments générateurs d'une forte charge émotionnelle, qu'ils soient d'origine somatique comme la découverte d'un handicap ou sociale, comme la décision d'une mère de se séparer de son enfant en vue d'une adoption»* (Molénat, 1992, p181). Le problème essentiel du soignant est de trouver la bonne distance avec les parents et de ne pas se laisser envahir par ses émotions : *«le grand danger est de confondre leur propre vécu avec celui des parents (...) comme s'ils se retrouvaient frappés de la même surdité que les familles amenées à affronter un tel choc»* (Molénat, 1992). Une autre difficulté est l'incertitude dans laquelle se trouve l'équipe tant que les parents n'ont pas pris une décision : *«alors elles ne savent pas comment s'adresser à la mère..., aucun geste n'est plus normal..., c'est comme si cet enfant avec ce défaut restait dans un statut ambigu et que l'on attendait une parole qui coupe la filiation ou qui la renoue»* (Dugué, 1988).

Accueil de l'enfant et accompagnement des parents

L'enfant est celui dont on parle le moins dans cette problématique qui met en scène de façon douloureuse le vécu des parents et des personnels des équipes. *«Il est le plus souvent celui qu'on oublie dans sa réalité»* (Roy et Visier, 1991). Pourtant rien n'empêche *«de parler au bébé du handicap qu'il a, ni d'être avec ses parents aussi»* (Clerget, 1991). Malgré sa déficience, cet enfant a des compétences, un potentiel, une personnalité qui, dès les premiers instants, doivent être reconnus (Réthoré). Ce sont les attitudes d'accueil et d'intérêt envers l'enfant qui en favorisant son humanisation permettront aux parents de faire un projet sur lui, les rendront capables d'aider leur enfant s'ils sont eux-mêmes soutenus (Roy et Visier, 1991). C'est ainsi que Titran (1993), propose, afin de promouvoir cet *«accompagnement à la vie»*, plusieurs concepts, celui de *diagnostic guidance* auprès des parents et de l'enfant, qui inclut la réflexion de l'équipe soignante, celui d'*alliance thérapeutique* qui respecte la relation parent-enfant et celui d'*émergence des compétences* de l'enfant et de son environnement.

Les difficultés de communication entre médecins et parents et la solitude de ces derniers à la sortie de la maternité ont donné lieu à l'élaboration de divers programmes d'annonce (Cunningham et col., 1984). Des recherches anglo-saxonnes notent les améliorations faites dans l'annonce du handicap ; les propositions faites aux parents quant au projet éducatif de leur enfant témoignent de l'évolution dans les attitudes des médecins. Murdoch et Gurr (1991) comparent l'annonce de la trisomie 21 à 117 parents, avant 1981 et en 1982-88 : progressivement, les parents sont mieux informés et orientés rapidement vers un pédiatre et vers un travailleur social.

Il y a 30 ans encore, les pédiatres préconisaient le placement institutionnel après une séparation précoce mère/enfant dès la maternité (Emde et Brown, 1978). Cette proposition concernait encore 25% des parents dans l'étude irlandaise de Lucas et Lucas (1980). Après les années 1970, les propositions de placement institutionnel permanent de l'enfant trisomique 21 dès la naissance diminuent fortement (Pueschel et Murphy, 1976) ; vers les années 1980, elles sont six fois moins nombreuses en ce qui concerne les enfants profondément handicapés (Gary 1982). Les médecins recommandent désormais d'éviter de proposer tout placement institutionnel pour l'enfant trisomique 21 (Elkins et col. 1985).

Prise en charge des enfants porteurs d'un handicap

Depuis plus de dix ans, les prises en charge des enfants handicapés ont suscité l'attention des professionnels de la petite enfance (J. Lévy, 1980). La circulaire de 1985[1] sensibilise les personnels des maternités à leur rôle d'accompagnants lors de l'annonce du handicap à la famille, pendant le séjour de la mère et ultérieurement. Ce texte invite le personnel à réfléchir et à modifier ses pratiques pour accueillir l'enfant handicapé et sa famille (voir annexe I). Progressivement, les prises en charge spécialisées vont dépasser le traitement de la déficience pour s'orienter vers une problématique d'insertion sociale, et ceci, le plus précocement possible (Cuilleret, 1983). Les structures d'accueil du tout-petit (crèches, services de pédiatrie, pouponnières) ont accepté avec plus de facilité semble-t-il, l'intégration d'un enfant porteur de handicap. (Dolto cité in Rapoport, 1985). Cependant cet avis n'est pas unanime, certains professionnels rencontrent des difficultés à *«vivre avec des enfants porteurs de handicap dans les crèches, les haltes-garderies, les écoles maternelles ou primaires. Cela va nullement de soi pour eux...nous avons ici à veiller au racisme latent qui s'entretient des discours sur les différences»* (Clerget, 1989). En conclusion, nous retiendrons ces quelques mots : *«pratiquement, la place occupée par l'enfant dans la vie dépend de la position occupée par l'annonceur ainsi que la mise en oeuvre de relais»* (Clerget, 1991).

---

[1] Circulaire du 29 novembre 1985 relative à la sensibilisation des personnels de maternité à l'accueil des enfants nés avec un handicap et leur famille (publiée au Journal Officiel le 21.12.85, pp. 4974-4975).

Handicap et abandon

Interruption volontaire de grossesse, diagnostic anténatal

Selon une recherche américaine, la libéralisation de l'avortement avait entraîné, dans l'État de New York, une réduction de 56 % du nombre d'enfants abandonnés à la naissance (Lanman et al. 1973). En France, dès 1978, l'INED indiquait, au cours d'une enquête, que les grossesses non désirées avaient, depuis la loi sur l'interruption volontaire de grossesse de 1975, déjà diminué de 21 à 13 % (Leridon)[2] . Mais la loi sur l'IVG et le dépistage anténatal (DAN) ont eu peu de répercussions auprès des femmes qui remettent leur enfant en vue d'adoption[3].

Introduite en France depuis 1972, l'amniocentèse est remboursée depuis 1980 en fonction d'indications précises dans la convention passée avec la Caisse Nationale d'Assurance Maladie des Travailleurs Salariés : dépistage d'anomalies foetales chez des femmes enceintes potentiellement à risque du fait de leur âge (plus de 37 ans), de leurs antécédents obstétricaux ou familiaux et d'anomalies chromosomiques personnelles ou de leur conjoint. La limite d'âge était justifiée par des critères médicaux : risque de 1 % d'atteinte du foetus par anomalie chromosomique grave et risque d'avortement spontané lié à la ponction du liquide amniotique. Ce sont les classes socio-économiques les plus aisées qui bénéficient encore de ce diagnostic et peuvent avoir accès à cet examen sans en attendre le remboursement par la Sécurité Sociale.

---

[2] Une seconde enquête de l'INED en 1988 mentionnait trois fois moins de naissances non désirées en 1985 qu'en 1965 (Leridon et Toulemon, Données Sociales, 1990).

[3] L'analyse des situations des enfants confiés avant l'âge de un an en vue d'adoption à Paris indique que la plupart de ces femmes étaient très peu médicalement suivies : grossesses plus ou moins niées, délais de l'IVG dépassés (Dumaret et Rosset, 1993, rapport de recherche publié par l'IDEF).

En tout état de cause, le diagnostic anténatal et l'avortement ne peuvent être le moyen de traiter des malformations ni être la solution face au handicap. La majorité des mères étudiées dans cette recherche ne correspondaient pas aux critères du DAN et les enfants étaient des enfants désirés. Pour ces parents d'enfants trisomiques 21 il n'y a pas eu de connaissance du handicap avant la naissance. Aussi les travaux concernant les attitudes parentales face à l'amniocentèse, l'avortement et le conseil génétique prénatal n'ont pas été analysés (cf. Mattei et Dumez, 1986, Perrotin et col. 1991, Corbet et Gréco, 1993).

Acceptation sociale de la trisomie 21, euthanasie et handicap

Une des questions fondamentales pour ces parents auxquels on apprend le handicap de leur enfant est celle de l'accueil qui lui sera fait et celle de son intégration dans la vie quotidienne. Les parents vont être confrontés, non seulement à la difficulté de la mise en place de cet attachement, mais aussi au regard que la société va porter sur lui.
Pueschel et col. (1986) montrent que, à la différence des parents, les médecins ont une représentation très négative de l'enfant trisomique 21 : 4 % seulement des généralistes contre 85 % des parents pensent que, compte tenu de son physique, l'enfants trisomique sera bien accepté par la société. Pour leur part, Murdoch et Anderson (1990) montrent que les médecins étaient et sont encore beaucoup plus pessimistes que les parents quant à l'acceptation sociale de la trisomie 21.

Quelques articles rapportent des rares cas d'euthanasie de bébés et abordent les aspects moraux et éthiques de ces situations, en discutant du point de vue des familles, des médecins et des droits de l'enfant handicapé à vivre. Des auteurs mentionnent le décès à l'hôpital de bébés trisomiques 21 présentant une atrésie de l'oesophage dont les parents avaient refusé l'opération (Gustafson, 1973, Elkins et col., 1985). Dans le premier cas, l'équipe soignante n'avait pu outrepasser la décision parentale, l'opinion générale de l'époque était *«la valorisation de l'intelligence dans les classes moyennes»* et *«la contribution de chacun à la société»*. Dans le second, un jugement avait été rendu en faveur des parents indiquant que *«la qualité de vie offerte à l'enfant trisomique 21 n'était pas suffisamment acceptable»*. Après acquittement par la Cour d'Assises d'un père accusé d'avoir tué quelques instants après sa naissance son enfant trisomique, Bensoussan (1989) reprend des extraits des minutes du procès. Ces propos témoignent de l'image de l'enfant trisomique 21 dans la société :

> *«Il attendait le messie et c'est le diable qui est venu»* (le psychiatre) ; *«corriger une injustice du destin, annihiler une espèce de monstre maléfique... qui mettait en péril sa filiation»* (une psychologue) ; *«aujourd'hui on donne le diagnostic très vite sans peut-être la compassion nécessaire»* (un professeur de génétique) ; *«vous n'avez pas le droit de faire du père de cet enfant un assassin»* (l'avocat) ; *«crime passionnel pour protéger son bonheur»* (l'avocat général).

D'après une étude anglaise auprès de 78 parents d'enfants trisomiques 21, l'euthanasie des enfants handicapés profonds et, dans une moindre proportion, celle des enfants trisomiques 21 est majoritairement de loin plus acceptée par les classes sociales les plus favorisées que par les classes moyennes et défavorisées (B. Shepperdson, 1983). Les résultats d'une étude réalisée dans les Bouches du Rhône auprès de femmes ayant accouché d'un enfant en bonne santé révèlent un consensus largement majoritaire d'interruption médicale de grossesse (IMG) en cas de DAN de trisomie 21 (73 %), et dans une mesure non négligeable (38 %) pour l'absence de main (Julian et col. 1992) ; le milieu culturel et la pratique religieuse ont une influence significative : l'acceptabilité de l'IMG dépend de la perception négative de la trisomie 21 et du terme auquel elle est pratiquée.

Abandon et trisomie 21

On connaît mal la proportion d'enfants trisomiques 21 vivant en famille ou en milieu institutionnel. L'étude de Carr indique que 17 % des enfants trisomiques 21 sont élevés hors de leur famille, mais elle ne précise pas s'il s'agit de placement (familial ou institutionnel) temporaire ou définitif, ni à quelle date l'enfant a été confié ; l'auteur mentionne que la proportion de parents dans l'impossibilité d'élever leur enfant varie de 10 à 28 % (1985). Une recherche-action-formation sur la prise en charge du handicap note que la moitié des enfants abandonnés dans une pouponnière sanitaire et sociale parisienne sont des enfants handicapés, majoritairement des enfants trisomiques 21 (Bauer 1990). À notre connaissance, aucune étude ne mentionne avec précision la proportion d'enfants trisomiques 21 abandonnés parmi les enfants confiés à la naissance en vue d'adoption.

Les enquêtes anglo-saxonnes réalisées auprès d'échantillons importants de parents d'enfants trisomiques 21 montrent que si le placement institutionnel permanent a parfois été proposé comme prise en charge à la naissance (dans moins de 8 % des situations), il n'en est pas de même de l'abandon, ce qui n'est pas le cas de la France puisque, selon l'enquête la plus récente actuellement l'abandon de l'enfant à la maternité a été proposée aux familles dans un tiers des cas, plus fréquemment à Paris qu'en province (Murdoch, 1984, Murdoch et Gurr, 1991, Mégarbane et col., 1994).

***

La révélation du handicap a fait l'objet de nombreuses publications qui font toutes état du bouleversement et des souffrances des parents face à «l'insoutenable» ; certaines abordent aussi le vécu des équipes médicales confrontées au handicap et à l'annonce aux parents.
À la différence de thèmes tels que la perception sociale de la trisomie 21, les attitudes parentales et le développement cognitif et psychosocial des

enfants trisomiques 21, il existe très peu de travaux sur les liens entre handicap et abandon. Le thème «trisomie 21 et abandon» est à fortiori moins documenté. Aucune publication étrangère sur ce sujet n'est mentionnée par les banques de données interrogées (Medline, Pascal, Biosys) et aucune étude consultée ne mentionne avec précision l'importance des classes sociales dans l'abandon des enfants trisomiques 21.

Hypothèses de la recherche

Il semblerait, d'après une première enquête consacrée aux enfants confiés en vue d'adoption à Paris entre 1985-87, que la trisomie 21 soit le principal handicap donnant lieu à abandon (A.C. Dumaret, D.J. Rosset, rapport à l'ASE, oct. 1991, voir également annexe II)[4]. En effet, si des enfants présentant d'autres handicaps sont également pupilles de l'État, la découverte de leur handicap est postérieure à leur remise en vue d'adoption. Plusieurs hypothèses peuvent alors être formulées.

1. La trisomie 21 est la cause directe de l'abandon

Son diagnostic est immédiatement ou très rapidement posé après la naissance. Ce handicap est fixé dans l'imaginaire populaire - l'enfant «mongolien» est encore souvent apparenté à un arriéré non éducable et donne lieu à des représentations sociales très négatives. Certains parents vont se séparer de l'enfant pour préserver la cellule familiale déjà constituée avec d'autre(s) enfant(s). D'autres parents, se sentant incapables d'accueillir cet enfant dans lequel ils ne se reconnaissent pas vont le confier à des personnes susceptibles de l'élever. Quelle est la place de chacun, le père, la mère, dans cette décision ?

Depuis la loi d'orientation du 30 juin 1975[5] les prises en charge des personnes avec un handicap ont fait l'objet de nombreuses évaluations et

---

[4] Ce constat mériterait un travail de recherche spécifique car nous avons eu connaissance de plusieurs situations d'enfants polymalformés et d'enfants présentant un spina bifida abandonnés du fait de leur(s) handicap(s).

[5] Loi d'orientation de 1975 : "...la prévention et le dépistage des handicaps, les soins... l'intégration sociale...du mineur et de l'adulte, handicapés physiques, sensoriels ou mentaux, constituent une obligation naturelle".

travaux de recherche, notamment les prises en charge précoces des enfants et de leur famille. Les professionnels travaillant dans le domaine de la petite enfance, confrontés au handicap, ont eu accès à de multiples séminaires de formation. Il serait intéressant de mieux connaître la manière dont les professionnels des maternités (sages-femmes, puéricultrices, obstétriciens, pédiatres...) investissent ces enfants ? Quelles répercussions (dans le sens d'un rejet ou au contraire d'un attachement) cela aura-t-il chez la mère ?

2. Connaissance du handicap, classes sociales et abandon

Notre recherche antérieure sur les enfants remis en vue d'adoption nés entre 1985 et 1987 à Paris faisait apparaître l'importance des classes moyennes et supérieures chez les parents ayant abandonné leur enfant trisomique, alors que la trisomie 21 touche des familles appartenant à tous les milieux sociaux.

La trisomie 21 est l'un des handicaps qui a été le plus étudié (prises en charge, modèles d'apprentissage, enseignement spécialisé...). Les familles informées savent que malgré les meilleurs soins et dans des conditions optimales d'apprentissage, le développement de l'enfant trisomique se heurtera à un certain seuil. Alors que pour d'autres handicaps, moins facilement repérables, les familles pensent être les plus à même de favoriser l'épanouissement des capacités de leur enfant, tous les espoirs sont permis, ils vont également espérer dans les progrès de la médecine.

Plus que la classe sociale, ce serait alors la connaissance, l'information sur la trisomie 21, qui serait en corrélation avec un taux d'abandon plus élevé. Pour les parents informés, on peut supposer que les modalités de l'annonce du handicap et les aides proposées quant à la prise en charge de l'enfant n'ont que peu d'effet sur leur décision.

3. Les modalités de l'annonce du handicap

Les directives de la circulaire ministérielle de 1985 sont elles suffisamment connues de toutes les maternités ? Quels sont les effets des convictions des personnels ? La révélation de la trisomie 21 et les propositions d'accompagnement et de soutien aux parents ont-ils un lien avec la décision de se séparer de l'enfant définitivement ?
De nombreux travailleurs sociaux sont convaincus que l'annonce, telle qu'elle est ou a été faite par des maternités, a une influence sur la décision des parents de garder ou de se séparer de l'enfant. Nous tenterons de vérifier cette hypothèse. De plus nous essaierons de savoir quel est l'impact du moment précis de la révélation du handicap aux parents.
Lorsque la trisomie 21 est découverte tardivement, le pédiatre, en cas de doute, attend la confirmation de son diagnostic - on peut alors supposer que les parents ont eu le temps de tisser des liens avec leur enfant. La décision de se séparer définitivement de l'enfant devient plus difficile. Ces parents, qui se sont déjà mobilisés auprès de leur enfant, seront peut-être plus réceptifs aux différentes propositions d'aide et de prise en charge.

Ces hypothèses ont orienté notre travail et ont donné lieu à deux approches correspondant aux deux principales étapes de la recherche : une approche quantitative et une approche qualitative qui correspondent aux deux parties de cet ouvrage.

La méthodologie

La recherche a été réalisée à partir de deux démarches spécifiques et complémentaires. La première, de type épidémiologique, est centrée sur les informations recueillies dans les dossiers des enfants trisomiques 21 et sur leur orientation à court et moyen terme. La seconde, de type clinique, réalisée à partir d'entretiens, a pour but de comprendre le fonctionnement des personnels des maternités et les implications des professionnels face au handicap.

L'étude des dossiers des enfants abandonnés

1. La population d'étude

La population d'origine concerne tous les bébés et les enfants de moins de un an remis en vue de leur adoption, soit au secteur public, soit au secteur privé (voir en Annexe II un procès verbal de remise d'un enfant). Il s'agit essentiellement d'enfants nés à Paris. Cette population avait été intégralement reconstituée lors d'une étude sur les profils des mères confiant leur enfant en vue d'adoption entre 1985 et 1989 et sur la question de la transmission des informations (Dumaret et Rosset, 1994).

La population d'étude, en grande partie issue de cette population-mère, a été complétée auprès d'associations spécialisées. Nous avons analysé *TOUS les dossiers d'enfants trisomiques 21 nés à Paris entre 1980 et 89 et abandonnés*: ceux remis à l'Aide Sociale à l'Enfance deParis[6] et ceux remis aux oeuvres privées d'adoption : l'Oeuvre Emmanuel, SOS Enfants sans Frontières et l'Eau de Vie.

---

[6] L'ASE est un service public relevant du Conseil Général depuis les lois de décentralisation.

Un temps important a été consacré à la recherche de ces dossiers, en particulier pour les dossiers du secteur public. En effet, depuis la décentralisation des services des Directions Départementales des Affaires Sanitaires et Sociales (DDASS), les dossiers peuvent se trouver dans des lieux différents (les services de l'Aide Sociale à l'Enfance, la DASS État, les archives départementales) et peuvent transiter entre ceux-ci en fonction des procédures administratives ou judiciaires en cours (avant ou en cours d'adoption, après adoption ou lorsque l'enfant a été repris par ses parents). Tous les registres des Conseils de Famille[7] des Pupilles de l'État ont été consultés à la DASS État (département de Paris) afin de repérer les enfants trisomiques 21 confiés à l'ASE entre 1985 et 1989 (les registres antérieurs à la décentralisation sont restés à l'ASE gérée par le Conseil Général de Paris). Pour les années 1980-84, cette administration a fourni une liste d'enfants pupilles de l'État présentant une ou des particularités médicales, liste qu'il a fallu compléter auprès de différents services de l'ASE et d'associations, car n'incluant pas les enfants ayant été adoptés ultérieurement.

2. Déontologie

Pour des raisons éthiques, nous avons décidé, dès le début de la recherche, de ne pas rencontrer de familles ayant confié leur enfant à l'ASE ou à une oeuvre privée, ni les familles ayant adopté ces enfants. Les caractéristiques des familles ayant abandonné leur enfant trisomique ont donc été étudiées uniquement d'après DOSSIERS (ASE, maternités, oeuvres privées).

---

[7] Conseil de Famille des Pupilles de l'Etat : instance placée auprès du Préfet, chargée de la tutelle des enfants Pupilles de l'Etat du département.

3. Les données recueillies

Les informations ont été recueillies directement dans les services dépendant de l'ASE et auprès d'une oeuvre privée, mais de manière indirecte auprès des deux autres oeuvres privées ayant participé à la recherche (elles ont rempli elles-mêmes la grille de recueil des variables étudiées).
Les informations antérieures à 1985 ont été difficiles à obtenir, certains enfants d'abord remis à l'ASE étaient confiés ensuite à des oeuvres privées (leur nom ayant souvent été modifié).
Les données ont été collectées et analysées de manière anonyme. Pour chaque enfant l'histoire socio-familiale, médicale et psychologique a été reconstituée à partir d'une grille de lecture des dossiers (données écrites uniquement) :

– les données socio-économiques au moment de «l'abandon» : situation familiale et/ou état civil des parents, nombre d'enfants, milieu social et/ou métier exercé, antécédents parentaux particuliers. Les catégories socio-professionnelles ont été classées selon la nomenclature de l'INSEE de 1982.

– les données médicales concernant l'enfant : poids de naissance, prématurité, malformations associées, hospitalisations,...

– les données sur les milieux de vie successifs et l'histoire des placements de l'enfant.

Le taux d'abandon parmi les naissances d'enfants trisomiques 21 nés à Paris a été établi avec la collaboration du Registre des Malformations Congénitales de Paris[8] .

---

[8] Le Registre des Malformations Congénitales de Paris qui existe depuis 1981 a plusieurs objectifs :

• il permet d'assurer la surveillance épidémiologique de la prévalence des malformations congénitales,

• d'évaluer l'impact du diagnostic prénatal sur la prévalence à la naissance des malformations et des anomalies chromosomiques, de mesurer son rôle dans la prise en charge néonatale et dans la prévalence du handicap ultérieur et

• de servir de base à des études étiologiques multicentriques. Il couvre toutes les interruptions médicales de grossesse et toutes les naissances ayant lieu dans les services de gynéco-obstétrique publics ou privés de Paris.

Les rencontres avec les personnels des maternités et des pouponnières

Selon l'analyse des 102 dossiers des enfants trisomiques 21 abandonnés au cours la décennie 1980-89, une dizaine de maternités publiques et autant de maternités privées étaient concernées par ce phénomène.

1. Le terrain d'étude

Eu égard aux ressources disponibles pour la recherche, il a fallu sélectionner les établissements. Le choix des maternités rencontrées tient compte du nombre de naissances annuelles (plus important dans les maternités publiques que dans les maternités privées) et de la proportion d'enfants trisomiques 21 abandonnés : (établissements où l'on avait constaté très peu ou de nombreux abandons).

Nous avions proposé de rencontrer dans chaque maternité plusieurs intervenants : obstétricien, sage-femme, pédiatre, puéricultrice, assistante sociale, psychologue. À chaque service, un courrier était adressé, mentionnant l'objet général de la recherche : l'annonce de la trisomie 21 aux parents et les prises en charge ultérieures. Au cours de ces interviews de groupe, au moins deux membres de l'équipe de recherche étaient présents. Deux maternités (publiques), contactées à l'automne 1992, n'ont pas donné suite pour cause de réorganisation institutionnelle ou de difficultés de fonctionnement.

Nous avons donc rencontré 13 équipes de maternités parmi les 25 concernées par l'abandon des 102 enfants trisomiques 21 nés entre 1980 et 1989, soit 7 maternités publiques et 6 maternités privées (voir annexes III et IV).

De par leur situation en aval de l'annonce du handicap aux parents, les pouponnières jouent un rôle important dans les prises en charge ultérieures des enfants. À la différence des équipes de maternité qui disposent de peu de temps pour accompagner les parents, les personnels des pouponnières connaissent relativement bien les familles des enfants.
Afin de mieux cerner la question du placement de l'enfant en institution après la naissance, il nous a semblé nécessaire de rencontrer les équipes des pouponnières sociales, accueillant principalement des enfants confiés en vue d'adoption et des enfants dont les familles sont en grandes difficultés psychosociales, et des pouponnières sanitaires et sociales qui, elles, accueillent des enfants présentant des problèmes de santé.
Nous avons interviewé des intervenants médico-sociaux de 4 pouponnières, 1 pouponnière sociale et 3 pouponnières sanitaires et sociales (directrices, pédiatres, assistantes sociales, psychologues, éducatrices, auxiliaires de puériculture).

2. Déontologie

Ces entretiens collectifs ont toujours été enregistrés avec l'accord des personnes interviewées. Nous nous étions engagées à respecter leur anonymat, tout en mentionnant que les analyses tiendraient compte de leur fonction au sein de l'institution. Ces entretiens ont donné lieu à une retranscription intégrale.

Dans les tableaux présentés et tout au long du texte, les noms des maternités ont été remplacés par des lettres alphabétiques (de A à M), ainsi que ceux des pouponnières (de W à Z).

3. La grille d'entretien en maternité

La grille d'entretiens semi-directifs a été conçue de telle sorte que les domaines étudiés soient abordés dans un ordre chronologique mais permettent aussi aux interlocuteurs d'aborder directement le thème qui leur semblait prégnant. Cette grille est centrée autour de trois axes :

- en amont de l'annonce aux parents : les réactions des personnels médicaux lors de la découverte de la trisomie 21, le fonctionnement de l'équipe en particulier en cas de transfert de l'enfant dans un autre lieu (urgences médicales particulières)...
- l'annonce de la trisomie 21 : la personne chargée de révéler le diagnostic, le moment de l'annonce, les réactions des parents et du personnel...
- en aval de l'annonce : les propositions faites aux parents quant au soutien familial, quant aux possibilités d'accueil et de soutien, familial ou institutionnel.

Elle a donné lieu à une analyse thématique de contenu.
C'est donc le discours des professionnels qui sera décrit et analysé et non celui des parents. Ces données qualitatives ont pu être confrontées aux données chiffrées recueillies au cours de la première étape de la recherche.

Les rencontres avec les oeuvres privées d'adoption

Plusieurs échanges avec l'Oeuvre Emmanuel, SOS Enfants Sans Frontières et l'Eau de Vie ont permis de mieux connaître leur fonctionnement. Les oeuvres d'adoption qui accueillent des enfants trisomiques 21 sont issues d'associations qui se sont spécialisées dans l'accueil d'enfants handicapés (annexe V). Depuis plus de vingt ans, ces associations, recherchent des familles prêtes à adopter ces enfants avec leur particularité.

Depuis 20 ans, l'OEUVRE EMMANUEL a réalisé environ 15 à 20 adoptions annuelles : fin 1992, on dénombrait 265 enfants trisomiques 21 adoptés (nés dans tous les départements dont environ un cinquième des enfants nés à Paris). Jusqu'en 1990, SOS ENFANTS SANS FRONTIÈRES a servi d'intermédiaire et/ou a participé à l'adoption de plus de 150 enfants présentant d'importants handicaps dont 40 enfants trisomiques 21 (un peu plus d'un tiers d'enfants nés à Paris depuis 1980). L'EAU DE VIE, depuis sa création a trouvé, jusqu'en fin 1992, 157 familles adoptives (enfants accueillis par l'intermédiaire des DDASS), et 14 directement (enfants confiés à l'association). Près de la moitié des familles ont adopté deux enfants trisomiques.

Enfants trisomiques 21 abandonnés à la naissance

Le cadre légal

Le cadre juridique de la remise d'un enfant en vue d'adoption doit être connu[9]. Selon l'institution (publique ou privée) à laquelle l'enfant trisomique 21 sera confié, selon la procédure choisie, les conséquences seront différentes.

Depuis la loi du 6 juin 1984, (article 63 du CFAS), un projet d'adoption doit être envisagé pour chaque pupille. Ainsi cette loi supprime toute référence au «bon état de santé» de l'enfant quel que soit son état de santé ou son handicap. Dans cette étude, nous avons conservé le terme «abandon» en parlant des enfants trisomiques 21 confiés en vue d'adoption[10]. Ce terme, s'il a été supprimé du Code de la Famille et de Aide Sociale-CFAS) pour les enfants remis en vue d'adoption depuis 1984, figure toujours dans le Code Civil.

L'article 347 du Code Civil définit quels enfants peuvent être adoptés :

-1° les enfants pour lesquels les père et mère ou le conseil de famille ont valablement consenti à l'adoption ;

- 2° les pupilles de l'État ;

- 3° les enfants déclarés abandonnés dans les conditions prévues par l'article 350.

Dans cet ouvrage, nous parlerons uniquement des enfants trisomiques 21 : bébés, pupilles de l'État confiés à l'ASE et aux oeuvres d'adoption.

---

[9] Memento administratif et social des praticiens de l'accouchement à l'hôpital, in La Revue Hospitalière de France, n° 3 (mai-juin 1994).

[10] Mentionnons que ce terme est revendiqué pour les enfants par l'association A-Filiations de Nantes (voir la charte de l'association, en Annexe VI). Cette association accepte toutefois le terme "remis en vue d'adoption" pour les parents de naissance.

L' admission en qualité de pupille de l'État est régie par l'article 61 du Code de la Famille et de l'Aide Sociale et repose sur les circonstances suivantes :

1. La volonté implicite des parents de naissance :

«Les enfants dont la filiation n'est pas établie ou est inconnue, qui ont été recueillis par le service de l'aide sociale à l'enfance depuis plus de trois mois» (article 61-1 du CFAS).

A - La filiation de l'enfant est connue mais non établie juridiquement. Il s'agit de la situation de l'enfant déclaré à l'état civil avec indication du nom de son ou de ses parents, non reconnu.

Cette possibilité prévue par la loi est peu utilisée dans les maternités, sans doute parce qu'elle est ignorée. Cette situation peut concerner des enfants trisomiques nés de parents non mariés.

B - Le plus souvent, la filiation est inconnue.

Deux cas peuvent se présenter :

- *L'enfant est trouvé dans un lieu public*

Si les parents ne sont pas retrouvés et si la personne qui a découvert l'enfant n'en demande pas la garde, l'enfant déclaré à l'état civil sans filiation connue, pourra devenir pupille de l'Etat.

Devenue rarissime en France, cette circonstance pourra concerner très exceptionnellement un enfant trisomique 21.

- *L'enfant peut être déclaré à l'état civil sans mention de l'identité de son ou de ses parents.*

Sa filiation étant inconnue, il est désigné par trois prénoms "dont le dernier lui servira de nom patronymique tant qu'il n'aura pas été reconnu, légitimé ou adopté".

Cette possibilité est généralement utilisée lorsque la mère a demandé que le secret de son admission en maternité et de son identité soit préservé (pratique dite de l'accouchement sous X)[11].

Elle peut aussi être utilisée lorsque la mère est entrée en maternité dans les circonstances habituelles.

Il s'agit d'une situation qui peut concerner des enfants trisomiques 21 (dans l'hypothèse où les parents ont pris la décision d'abandon dans les trois jours suivant la naissance et dans le secret).

L'accouchement secret n'a pas de rapport direct avec l'établissement du lien de filiation :

* une mère qui a accouché dans le secret de son état civil peut déclarer l'enfant sous son nom, voire le reconnaître comme nous l'avons déjà dit ;

* une mère qui entre à la maternité dans des circonstances habituelles, peut aussi demander que l'enfant soit déclaré à l'état civil sans mention de son identité.

L'enfant est déclaré au service de l'état civil *sans qu'aucun renseignement concernant l'identité* de celle qui lui a donné vie ne figure dans l'acte de naissance.

Lors des entretiens psychosociaux que le représentant de l'ASE doit lui proposer pendant son séjour (ce qui n'exclut pas, simultanément, un accompagnement psychosocial du personnel de la maternité), la mère a la possibilité de donner toutes les informations qu'elle souhaite transmettre à l'enfant, informations permettant de l'identifier ou non (circonstances de la naissance, raisons qui l'ont conduit à prendre une telle décision, histoire familiale maternelle et paternelle, lettre, photo...).

---

[11] Cette pratique est fondée sur l'article 20 du décret du 14.01.74 qui définit les conditions d'admission en maternité, l'article 47 du CFAS qui définit les conditions de prise en charge des frais de séjour par le département et l'article 341-1 du Code Civil.

La pratique de l'accouchement secret ne correspond qu'aux conditions administratives de séjour de la mère. Les frais d'hébergement et d'accouchement sont pris en charge par le service de l'ASE du département, siège de l'établissement. La loi ne prévoit pas d'admission secrète rétroactive pour des raisons survenues ultérieurement, telle une anomalie, une malformation de l'enfant constatée à la naissance. Cette pratique est dépourvue de sens.

2. La volonté explicite des parents

«Les enfants dont la filiation est établie et connue et qui ont été expressément remis au service de l'ASE comme pupilles de l'État par les personnes qui ont qualité pour consentir à leur adoption, depuis trois mois... Ce délai est porté à un an lorsque le consentement à l'adoption est donné par un seul parent». (article 61-2 et 61-3 du CFAS).

D'autres enfants ont une filiation connue et établie, qu'ils soient nés d'un couple marié (filiation légitime), ou qu'ils aient été reconnus par leurs père et/ou mère non mariés (filiation naturelle). Ces parents peuvent choisir de remettre leur enfant à l'ASE ou à une oeuvre privée en vue d'adoption. Ils confient physiquement cet enfant, c'est la remise. En outre, ils sont invités à consentir formellement à son adoption. Ce consentement, s'il est donné, est porté sur un procès verbal dressé par un représentant du service de l'ASE à la maternité ou quelque temps après dans le service.

Dans les trois cas (61-1, 61-2 et 61-3), le code de la Famille précise les procédures qui garantissent la liberté des parents (informations sur les aides dont ils peuvent bénéficier et sur les conséquences de leur décision). Ainsi, lorsque l'enfant est légitime ou reconnu, les parents peuvent demander le secret de leur état civil : en ce cas, si l'enfant vient consulter son dossier à l'ASE, comme il en a le droit depuis la loi du 17.07.78, il aura connaissance de toutes les informations transcrites, à l'exception de l'état civil de ses parents de naissance. Les parents, quant à eux, pourront *à tout moment* demander la levée de ce secret ultérieurement en s'adressant au service ou à l'oeuvre qui a recueilli l'enfant.

L'enfant remis au service est admis en qualité de pupille de l'État à titre provisoire, à la date à laquelle le procès verbal a été établi. Dans tous ces cas, les parents qui ont remis leur enfant ont le droit de se rétracter pendant un délai de trois mois. Pendant ce délai, ils peuvent le reprendre *«immédiatement et sans aucune formalité»* (art. 62-4, al. 4, CFAS). Ce délai est porté à un an quand l'enfant a ses deux parents et qu'un seul l'a remis à l'ASE. Pendant ce temps, le service doit s'employer à connaître les intentions de ce deuxième parent. Au delà de ce délai, la restitution de l'enfant, si elle est demandée, ne peut être décidée que par le tuteur (préfet) avec l'accord du Conseil de Famille des Pupilles de l'État du département. En cas de refus, les demandeurs peuvent saisir le tribunal de Grande Instance. La restitution d'un pupille de l'État qui a été placé en vue d'adoption est impossible (art. 352 du Code Civil).

Aspects juridiques et oeuvres privées d'adoption

Les oeuvres privées d'adoption sont des personnes morales ou physiques qui servent d'intermédiaires pour le placement en vue d'adoption des enfants . Elles sont soumises au contrôle de l'Administration et doivent faire l'objet d'une autorisation par le président du Conseil Général. Par ailleurs, ce sont les autorités judiciaires (tribunal d'instance) qui organisent la tutelle de l'enfant jusqu'à son adoption.

On constate que la loi n'organise pas explicitement le recueil d'un enfant par une oeuvre privée.
Si l'enfant est âgé de moins de deux ans, son ou ses parents qui souhaitent le confier doivent obligatoirement le remettre soit au service de l'ASE soit à une oeuvre privée d'adoption sauf si les parents adoptifs choisis par eux sont des membres de la famille jusqu'au sixième degré.
Quel que soit l'âge de l'enfant, le ou les parents ont toujours la possibilité de consentir à son adoption par un membre de leur famille ou par des personnes choisies par eux : leur consentement doit alors être donné devant une autorité compétente (juge d'instance, notaire, agent diplomatique consulaire). Dans le cas des enfants trisomiques 21, certains parents ont donné leur consentement devant un notaire et l'enfant a été placé en vue d'adoption.

Pendant la période étudiée (1980-89), le nombre d'enfants nés à Paris (non trisomiques 21) et remis aux oeuvres privées d'adoption est de l'ordre de 20-25 enfants chaque année .

***

En France, le cadre légal qui organise ces situations se fonde sur plusieurs textes insérés dans le Code Civil, le Code de la Famille et de l'Aide Sociale et dans un décret sur l'administration des hôpitaux. Mais ces textes ne sont pas articulés entre eux et l'ensemble aboutit à un système très complexe, spécifique à notre pays, qui est mal connu de la plupart des personnels médico-sociaux des maternités et des administrations.

La description du dispositif légal montre combien l'acte de renonciation à l'autorité parentale et à la filiation devrait être entouré de garanties juridiques pour éviter les décisions hâtives ou prises dans un moment de détresse. Des parents peuvent toujours revenir sur leur décision dans le délai légal de rétractation et au-delà tant que l'enfant n'a pas été confié en vue d'adoption.

L'admission secrète «rétroactive» de la mère en maternité, qui implique falsification ou destruction de documents administratifs, n'est pas légale. Or c'est une procédure souvent utilisée dans les établissements hospitaliers dans le cas de naissances d'enfants trisomiques 21. C'est ce que nous verrons dans la seconde partie de cet ouvrage.

Première partie

Caractéristiques des enfants trisomiques 21 abandonnés et des familles

Orientation ultérieure des enfants

Les enfants trisomiques 21 abandonnés

L'évolution du nombre des abandons

En dix ans, 102 enfants trisomiques 21 nés à Paris ont été confiés en vue de leur adoption : 53 filles et 49 garçons. On dénombre 40 enfants entre 1980-84[1] et 62 enfants entre 1985-89. À partir de 1983, 10-12 enfants trisomiques 21 ont été remis chaque année (le chiffre de 1986 semble anormalement élevé, sans que l'on puisse l'expliquer). Cette proportion est stable pendant la période étudiée.

Tableau 1 : Enfants trisomiques 21 nés à Paris et abandonnés

années de naissance	enfants nés en maternités		Total Abandons
	publiques	privées	
1980	2	1	3
1981	5	2	7
1982	4	6	10
1983	4	7	11
1984	5	4	9
1985	5	7	12
1986	9	8	17
1987	5	5	10
1988	4	6	10
1989	5	8	13
TOTAL	48	54	102

[1] Il se peut que les données des deux premières années de la décennie soient incomplètes pour le secteur public uniquement, malgré nos recherches dans les archives des institutions.

Figure 1 : Enfants trisomiques 21 remis en vue d'adoption (naissances en maternités publiques et privées)

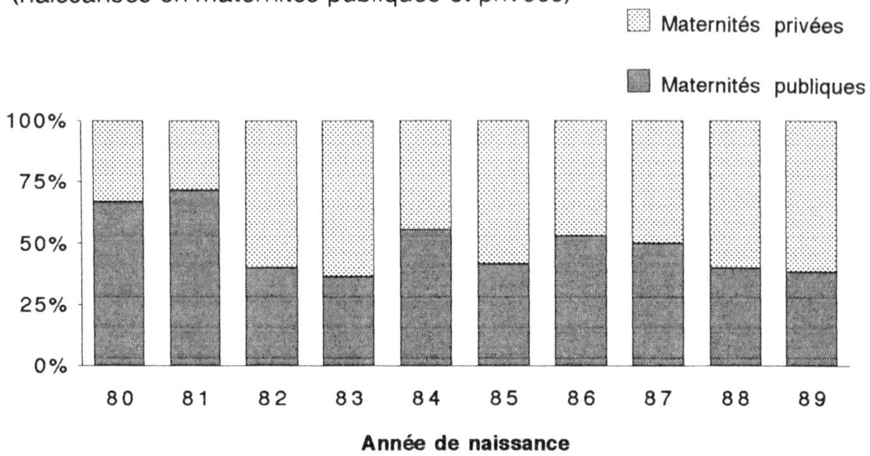

Le nombre de maternités privées concernées est de 14 et celui de maternités publiques de 17. Dans six maternités, on a dénombré plus de 5 abandons pour chaque établissement.)[2]

L'état de santé des enfants remis en vue d'adoption

Pour environ une vingtaine d'enfants, on ne sait rien de leur état de santé à la naissance et au cours des semaines qui suivent. Ce manque d'informations signifie-t-il qu'il n'y a aucune difficulté de santé observée à la naissance ? Il y a lieu de le penser, dans la plupart des cas, sans toutefois pouvoir l'affirmer. Des données recueillies, on mentionnera uniquement : le poids de naissance, la présence éventuelle d'une cardiopathie et/ou d'une autre malformation congénitale[3].

---

[2] Les maternités parisiennes (intra muros) concernées par l'étude sont au nombre de 25. Quelques enfants nés dans les départements de la Petite Couronne ont été confiés à l'ASE de Paris.

[3] Les distinctions entre trisomie 21 libre et homogène et trisomie par translocation sont inconnues et ne changent rien à la décision des parents.

Quelques enfants en bonne santé ont parfois souffert à la naissance et après : prématurité (au moins 9 enfants), hypotrophie, souffrance néonatale... Le poids de naissance moyen des enfants trisomiques 21 confiés est de 2920 gr. (n=68) : 4,4 % pèsent moins de 2000 gr. et 54,4 % ont un poids égal ou supérieur à 3000 gr.
Nous avons dénombré 30 enfants présentant une cardiopathie, environ 1/3 des enfants trisomiques (canal atrioventriculaire, communication interventriculaire ou inter-auriculaire, tétralogie de Fallot), dont trois avec d'autres malformations associées (trachéomalacie, hydrocéphalie). Parmi ces 30 enfants, 17 ont été remis à l'ASE et 13 aux oeuvres privées d'adoption.
Quelques enfants sans cardiopathie présentent des malformations digestives (atrésie du duodénum, maladie de Hirschprung), l'un d'eux est porteur d'une mucoviscidose.
Des handicaps visuels ont également été diagnostiqués.

Six enfants sont décédés avant leur placement et avant l'âge de 8 mois : 4 de cardiopathies opérées (dont 1 enfant hydrocéphale), un de mucoviscidose et le dernier de troubles respiratoires. Deux enfants sont décédés plusieurs années après leur adoption.
Les enfants les plus fragiles sur le plan de leur santé sont presque toujours confiés à l'ASE. Il paraît évident et logique aux professionnels que la collectivité publique les prenne en charge.

Les parents qui confient l'enfant trisomique 21

Description générale

Aspects juridiques de la remise de l'enfant

Les mères entrent à la maternité dans les circonstances habituelles ; elles accouchent sous leur identité. C'est au moment de l'annonce du handicap ou peu de temps après, que l'accouchement sera souvent signalé par la maternité comme secret. Parmi les 102 naissances, on dénombre :

- 76 % d'enfants remis au titre de l'article 61-1 du CFAS : 59 enfants déclarés à l'état civil sans mention de leur filiation et 19 enfants déclarés sous le nom de leur(s) parent(s) mais non reconnus ;
- 24 % remis expressément par leurs parents (article 61-2 du CFAS).

Parmi eux, les trois quarts des parents ont demandé le secret de leur état civil. Il arrive parfois qu'un parent demande le secret et l'autre non, ce qui témoigne de l'immense détresse dans laquelle se trouve le couple.

Origine géographique des parents et âge des parents

Environ 4 parents sur 5 sont français ou européens : 85 mères françaises, 9 mères maghrébines, 4 mères asiatiques, 4 d'origine inconnue.
Près d'un tiers des couples ont moins de 35 ans (le père et la mère). L'âge des pères est moins connu que celui des mères. L'âge moyen des mères des enfants trisomiques est de 31, 5 ans (= 4,9), celui des pères est de 34,4 ans (= 6,2).
Les deux tiers des mères ont moins de 35 ans (tableau 2). Parmi les autres mères, près d'un quart ont entre 35 et 37 ans (24,5 %), les dernières ayant 38 ans et plus (8,5 %).

Tableau 2 : Âge des parents des enfants trisomiques 21 abandonnés

<table>
<tr><th rowspan="2">Âge des parents</th><th colspan="2">Mères</th><th colspan="2">Pères</th></tr>
<tr><th>nbre</th><th>%</th><th>nbre</th><th>%</th></tr>
<tr><td>15-19 ans</td><td>1</td><td>1,1</td><td>0</td><td>0,0</td></tr>
<tr><td>20-24 ans</td><td>5</td><td>5,3</td><td>4</td><td>6,1</td></tr>
<tr><td>25-29 ans</td><td>24</td><td>25,5</td><td>6</td><td>9,1</td></tr>
<tr><td>30-34 ans</td><td>33</td><td>35,1</td><td>28</td><td>42,4</td></tr>
<tr><td>35-37 ans</td><td>23</td><td>24,5</td><td rowspan="2">15</td><td rowspan="2">22,8</td></tr>
<tr><td>38-39 ans</td><td>3</td><td>3,2</td></tr>
<tr><td>40-44 ans</td><td>5</td><td>5,3</td><td>8</td><td>12,1</td></tr>
<tr><td>45-49 ans</td><td>0</td><td>0,0</td><td>3</td><td>4,5</td></tr>
<tr><td>≥ 50 ans</td><td>0</td><td>0,0</td><td>2</td><td>3,0</td></tr>
</table>

Données sur les antécédents parentaux[4]

**8 mères de 38 ans et plus étaient susceptibles d'accéder à l'amniocentèse sans que les dossiers permettent de savoir si cette dernière a été pratiquée :*

– de 1980 à 1984, 4 mères dont une de 42 ans ayant déjà deux enfants grands, une seule de ces familles est de milieu favorisé ;

– en 1986-87, trois mères de milieux défavorisés (une mère de 44 ans a déjà 8 enfants) ;

– en 1989, une mère qui appartient à la classe moyenne.

** Plusieurs familles ont des antécédents médicaux difficiles :*

– dans 3 familles, les mères sont âgées de 35-36 ans et il est fait mention d'un enfant décédé à la naissance (cadres supérieurs, professions libérales) ;

– dans 2 situations (mères de 27-28 ans), le père avait été traité pour stérilité, un enfant trisomique est né après insémination artificielle avec donneur ;

---

[4] Informations recueillies uniquement d'après les dossiers des enfants.

– dans un cas, il y a eu avant cette naissance une ITG pour trisomie 21 (père médecin, mère âgée de 35 ans) ;

– une famille mentionne l'existence d'un handicapé mental chez des collatéraux directs ;

– une famille d'employés, on ne sait pas quel fut le suivi médical de la mère âgée de 30 ans et ayant eu une toxoplasmose à 2 mois de grossesse. Une soeur maternelle présente un handicap génétique et un membre de la famille paternelle est trisomique 21. L'enfant trisomique 21, porteur d'une mucoviscidose et d'une maladie de Hirschsprung, est décédé à 2 mois.

– 2 demandes d'amniocentèse auraient été refusées par le médecin à cause de l'âge maternel. Les mères âgées de 27 et 29 ans appartiennent à des familles de cadres supérieurs :

– dans la première famille, des problèmes importants existaient chez les collatéraux (plusieurs neveux décédés à la naissance ou handicapés) et dans la génération précédente, un enfant trisomique décédera après une opération de cardiopathie.

– dans la seconde, l'un des parents avait un oncle trisomique 21.

Situation familiale et professionnelle des parents qui ont remis l'enfant trisomique

Pour 43 % des familles, cet enfant trisomique 21 était le premier enfant, 36 % des familles avaient déjà des enfants (2/3 : un seul enfant, 1/4 : deux enfants, les autres : au moins trois enfants). On ne connaît pas la composition familiale de 23 couples de parents.
L'activité professionnelle est connue pour les 2/3 desparents[5]. Les informations ont été regroupées en trois catégories sociales (ou «milieu») : 1) milieu très favorisé (cadres supérieurs, professions libérales, chefs d'entreprise,

[5] Les données sur la situation socio-professionnelle des parents, relativement bien connues des oeuvres privées qui recueillent les enfants, sont moins précises à l'ASE. Elles portent à la fois sur les CSP, sur les métiers ou le niveau de vie des mères ou des parents.

commerçants, «indications milieu aisé et études supérieures», 2) classe moyenne : petits cadres, professions intermédiaires, artisans, 3) milieu peu et non favorisé (employés et ouvriers). Le tableau 3 indique cette classification.

Tableau 3 : «Milieu» social des parents d'enfants trisomiques 21 abandonnés

Milieu social	Mères (n = 70) (%)	Pères (n = 69) (%)
très favorisé	48,6	66,7
classe moyenne	30,0	14,5
peu et non favorisé	21,4	18,8
TOTAL %	100,0	100,0

Si l'on se base sur la classification INSEE des catégories socio-professionnelles (CSP), on constate que parmi les 102 familles, 25 % des deux parents appartiennent aux CSP les plus élevées. Les deux tiers des pères appartiennent aux CSP : chefs d'entreprises, cadres supérieurs et professions libérales et plus de quatre mères sur dix. Les professions intermédiaires sont plus représentées chez les mères ainsi que la catégorie «employés» (pour le tiers d'entre elles, secrétaires, le conjoint est cadre supérieur ou exerce une profession libérale).

CSP des parents et lieux d'accouchement :
Il n'est pas étonnant de constater la relation existant entre milieu social des parents et lieu d'accouchement (établissements publics ou privés). Pour les pères (uniquement), il existe une surreprésentation des CSP élevées par rapport aux autres lorsque les naissances ont eu lieu en maternités privées ($\chi^2 = 5,25$, $p<.05$).

Les situations sociales ou les CSP des parents ayant confié leur enfant trisomique en vue d'adoption doivent être comparées aux données parisiennes uniquement. La répartition des CSP à Paris n'est pas représentative de la population française active : plus de cadres et de professions libérales (32 % vs 9,7 %), moins d'ouvriers (13,4 % vs 30,2 %), d'employés (15,5 % vs 28,6 %), absence d'agriculteurs[6]. Le tableau 4 indique les CSP des pères et des mères des enfants trisomiques 21 abandonnés à Paris et celles des personnes actives lors du recensement de 1990.

Tableau 4 : CSP des parents d'enfants trisomiques 21 abandonnés et des actifs à Paris (recensement de 1990, sondage 1/4)

Catégories socio-professionnelles	Mères	Femmes actives 1990	Pères	Hommes actifs 1990
artisans, commerçants, chefs entreprise.	4,5	4,7	9,1	10,0
cadres, prof. libérales.	42,4	27,2	59,1	36,6
prof. intermédiaires	30,3	25,0	12,1	18,3
employés	18,2	37,8	7,6	14,1
ouvriers	4,5	5,3	12,1	21,0
Total actifs	100,0	100,0	100,0	100,0

La comparaison des CSP des parents qui ont abandonné l'enfant trisomique avec celles des actifs parisiens (hommes et femmes) indique que par rapport à la population parisienne :

- les cadres supérieurs et professions libérales sont sur-représentés chez les pères et les mères ayant confié leur enfant trisomique (pour les pères : 59,1 % vs 36,6 %) ;

---

[6] D'après l'INSEE enquêtes emploi pour la France entière (Données sociales 1990) et les résultats du sondage au 1/4 du recensement 1990 pour la Ville de Paris.

- de même pour les professions intermédiaires chez les mères (30,3 % vs 25 %) ;

- les employés et ouvriers sont sous-représentés parmi les parents d'enfants trisomiques abandonnés, aussi bien chez les mères que les pères (pour les pères : 19,7 % vs 35, 1 %) ;

- la proportion est identique en ce qui concerne les artisans, commerçants et chefs d'entreprise.

Ces résultats indiquent nettement l'importance des classes sociales favorisées parmi les parents d'enfants trisomiques 21 confiés dès la naissance en vue d'adoption à l'ASE ou aux oeuvres privées.

Proportion d'enfants trisomiques 21 parmi les abandons à la naissance

Entre 1980-84, on ne connaît pas exactement le nombre d'enfants remis à la naissance, les statistiques de l'ASE enregistrent les enfants, non par date de naissance mais par date d'admission dans les services. Pour la période 1985-89, 579 enfants ont été confiés en vue d'adoption[7]. D'après les lieux de naissance (ou plus précisément de déclaration de naissance), seuls 13 enfants sont nés hors de Paris.

On constate, chaque année, que 10 % environ des enfants remis à la naissance en vue d'adoption sont des enfants trisomiques 21 (tableau 5). Cette situation reste stable puisqu'au delà de la période étudiée, 11 enfants trisomiques 21 sont remis en 1990, 10 enfants en 1991.

Cette proportion est exactement identique dans les Bouches du Rhône[8] : parmi les 211 bébés nés entre 1985 et 1989 et confiés en vue d'adoption au secteur public et privé, on a dénombré 21 enfants trisomiques 21.

---

[7] A la différence des 517 enfants remis dès la naissance en vue d'adoption, les 62 enfants trisomiques 21 sont nés de couples constitués pour les deux tiers d'entre eux (annexe VII). Ils étaient désirés. A la différence des autres mères qui confient un enfant en vue d'adoption, il n'est nullement fait mention dans les dossiers de date d'interruption volontaire de grossesse (IVG) dépassée. Les familles appartiennent majoritairement aux classes sociales moyennes et favorisées. Les mères des enfants trisomiques abandonnés sont âgées en moyenne de 31,8 ans alors que les femmes ayant donné naissance à un enfant non trisomique ont 24,7 ans (Dumaret et Rosset, 1994).

[8] Dumaret, Saier, Aumeras, Julian-Reynier (1994). Rapport à la direction des Interventions Sanitaires et Sociales des Bouches-du-Rhône.

Tableau 5 : Proportion d'enfants trisomiques 21 parmi les enfants remis (naissances entre 1985-89)

Années de naissance	abandons	dont Trisomiques 21 (*)	
	nbre	nbre	%
1985	120	12	10
1986	104	17	16,3
1987	103	10	9,7
1988	112	10	8,9
1989	140	13	9,3
Total	579	62	10,7

(*) : y compris les enfants repris par leurs parents dans le délai légal de rétractation

Parmi les enfants (non trisomiques) remis à l'ASE ou aux oeuvres privées, un seul sur dix avait une filiation établie et connue (les parents ont consenti formellement à l'adoption, art. 61-2 ou 61-3 du CFAS), la plupart des enfants sont nés de maternités secrètes (art. 61-1 du CFAS). Quant aux enfants trisomiques 21, ils auraient dû être remis formellement par leurs parents. Or, on constate que la proportion d'enfants remis dans ce cadre (procès verbal signés par les parents) n'est que de 24 %.

Fréquence des abandons parmi les enfants trisomiques 21

Le Registre des Malformations Congénitales de Paris permet de connaître, parmi l'ensemble des malformations, le nombre de naissances trisomiques 21 à Paris, pour la population des parents résidents intra-muros et de la Petite Couronne (départements des Hauts de Seine, de la Seine Saint Denis et du Val de Marne).

Tableau 6 : Évaluation du taux d'abandon parmi les naissances trisomiques 21

Années de naissance	Naissances observées (*)	Enfants abandonnés	taux global d'abandon	taux strict d'abandon (**)	
1985	44	12	27,3 %	11/44	25,0 %
1986	46	15	32,6 %	15/46	32,6 %
1987	42	10	23,8 %	9/42	23,7 %
1988	47	6	12,8 %	6/47	12,8 %
1989	53	11	20,8 %	10/53	18,5 %
TOTAL	232	54	23,3 %	51/232	22,0 %

(*) Données du Registre des Malformations Congénitales de Paris (parents résidents Paris et Petite Couronne)

(**) non inclus les enfants qui ont été repris par leurs parents.

Afin de connaître le pourcentage d'enfants remis en vue d'adoption parmi les naissances d'enfants trisomiques 21, les enfants abandonnés à Paris dont les parents résident hors de Paris et de la Petite Couronne doivent être décomptabilisés.

La fréquence des abandons a été évaluée sur cinq années : de 1985 à 1989 Cette proportion d'abandon varie de 13 à 33 %. **Plus d'un enfant trisomique sur cinq, en moyenne, a été remis dès sa naissance en vue d'adoption pendant la période étudiée** (tableau 6). Compte tenu du fait que quelques parents reviendront sur leur décision, cette proportion est de 22 % pour les enfants définitivement confiés, qui seront élevés par une autre famille ou en institution.

Orientation des enfants trisomiques 21 devenus adoptables

Devenir à moyen terme, âge de placement

Une fois le délai légal de rétractation de 3 mois passé, les enfants deviennent pupilles de l'État et sont adoptables. Au cours de la décennie étudiée, 44 enfants ont été adoptés, 44 vivent en placement familial (PF) dans une famille d'accueil ou en institution, 8 enfants ont été repris par leurs parents et 6 enfants sont décédés avant l'âge de 6 mois (tableau 7). Une proportion identique d'enfants trisomiques 21 sont adoptés ou sont accueillis par l'ASE (43 %).

Tableau 7 : Devenir des enfants trisomiques 21 adoptables, situations en 1992

années de naissance	adoption	pupilles en PF	repris par la famille	décès	Total
1980	1	2	0	0	3
1981	5	1	0	1	7
1982	7*	3	0	0	10
1983	5	5	1	0	11
1984	5	4	0	0	9
1985	5	4	2	1	12
1986	6*	9	0	2	17
1987	3	5	1	1	10
1988	3	6	1	0	10
1989	4	5	3	1	13
TOTAL	44	44	8	6	102

Note au tableau 7 :

* : dont un enfant décédé après son adoption,

Les prises en charge de ces enfants sont-elles différentes en fonction de leur état de santé et selon qu'ils ont été confiés dès la naissance à l'ASE ou aux oeuvres privées ?

État de santé de l'enfant et devenir sont liés.

Nous avons noté plus haut que 6 enfants étaient décédés avant leur placement et qu'un tiers des 102 enfants trisomiques 21 présentaient des cardiopathies. Tous les enfants présentant des malformations associées ont été recueillis dès la naissance par l'ASE, et non par les oeuvres. Le cumul des handicaps rend encore plus difficile l'adoption de ces enfants.

Les orientations dans les secteurs public et privé

Parmi les 54 bébés trisomiques nés en maternités privées : 38 ont été confiés directement aux oeuvres (dont 9 par l'intermédiaire de l'ASE) et 16 à l'ASE. Parmi les 48 naissances en maternités publiques, 37 sont confiées directement à l'ASE et 11 aux oeuvres (dont 7 par l'intermédiaire de l'ASE). Ainsi, les maternités privées fonctionnent surtout avec les associations ($\chi^2 = 22{,}92$, $p<.00001$). Le tableau 8 indique que le nombre d'adoption d'enfants trisomiques 21 nés en maternités privées ($\chi^2 = 8{,}93$, $p<.005$) est supérieur à celui des enfants trisomiques 21 nés en maternités publiques.

Tableau 8 : Lieu de naissance des enfants trisomiques abandonnés et orientation ultérieure

naissances en maternités	Orientation vers		TOTAL*
	adoption	placement	
publiques	14	28	42
privées	30	16	46
Total	44	44	88

* (non inclus les enfants repris par leur parents et les enfants décédés)

En dix ans, pratiquement autant d'enfants ont été confiés au secteur public qu'au secteur privé (tableau 9). Toutefois on constate une nette évolution de cette répartition dans le temps ($\chi^2 = 5{,}51$, $p < .05$).

Tableau 9 : Orientation des enfants en vue d'adoption

Orientation des enfants confiés	ASE	Oeuvres	TOTAL
adoption	5	39	44
placement	40	4	44
enfants repris	4	4	8
décès	4	2	6
TOTAL	53	49	102

Si la proportion d'enfants confiés aux oeuvres privées n'a pas changé entre 80-84 et 85-89, le nombre d'enfants trisomiques 21 remis à l'ASE depuis 1985 a plus que doublé (il se peut que quelques enfants n'aient pas été enregistrés dans la période 1980-81 mais ce biais ne justifie pas une telle augmentation).

En 1980-81, les services de l'ASE de Paris confrontés à la difficulté de faire adopter les bébés trisomiques 21 demandent l'aide des associations pour rechercher des familles. Ainsi, entre 1981 et 1983, pratiquement toutes les adoptions d'enfants trisomiques 21 confiés à l'ASE de Paris sont effectuées par une seule association (SOS Enfants Sans Frontières). La procédure d'adoption était différée : les familles adoptives avaient un statut de famille d'accueil rémunérée pendant deux ans et étaient accompagnées par les équipes sociales avant de demander l'adoption de l'enfant.

40 enfants sont nés entre 1980 et 1984. Si l'on exclut les enfants décédés et les enfants repris par leurs parents, on constate que :

- 23 sont adoptés : a) 11 directement, 2 par l'intermédiaire de l'ASE et 9 par celui d'une oeuvre ; b) 2 par l'intermédiaire d'une oeuvre en lien avec l'ASE.

- 15 enfants devenus pupilles vivent en familles d'accueil : 12 dépendent directement de PF de l'ASE, 3 sont confiés par l'intermédiaire d'une oeuvre.

Après 1984, date d'un changement de modalités d'action au sein de l'ASE, le secteur public n'a plus confié d'enfants au secteur privé. Les équipes de l'ASE non organisées comme les associations, éprouvent des difficultés pour trouver des familles adoptives pour ces enfants trisomiques 21, alors qu'elles rencontrent des adoptants pour des enfants porteurs d'autres handicaps.

62 enfants sont nés entre 1985 et 1989. À l'exclusion des décès et des rétractations, on constate que :

- 21 sont adoptés : 18 par l'intermédiaire d'oeuvres privées, 1 par l'ASE et 2 par des familles d'accueil de l'ASE et,
- 29 enfants pupilles vivent en familles d'accueil dont 28 PF de l'ASE.

Placement et âge des enfants

Grâce à leur militantisme et au réseau qu'elles ont créé, les associations ont trouvé plus rapidement des familles pour les enfants trisomiques 21 que l'ASE pendant la période étudiée (fig. 2).
Les enfants ayant été placés directement en famille adoptive avaient en moyenne 5,3 mois (de même pour les deux enfants accueillis mais non adoptés). Les 40 enfants pupilles de l'État, après avoir vécu en pouponnières (sociales ou sanitaires et sociales pour les plus fragiles d'entre eux) ou en centre médical, ont été admis dans leur famille d'accueil à un âge moyen de 18 mois (la moitié d'entre eux après l'âge de 15 mois).

Famille d'accueil et famille adoptive : des milieux de vie différents

Des informations ont été recueillies pour 31 des 44 familles d'accueil (FA) et pour 41 des 44 familles adoptives (37 familles par l'intermédiaire d'une association, dont deux accueils à long terme sans adoption, et 4 familles ayant adopté par l'ASE (une FA a adopté deux enfants).

Figure 2a : Age au placement en famille adoptive

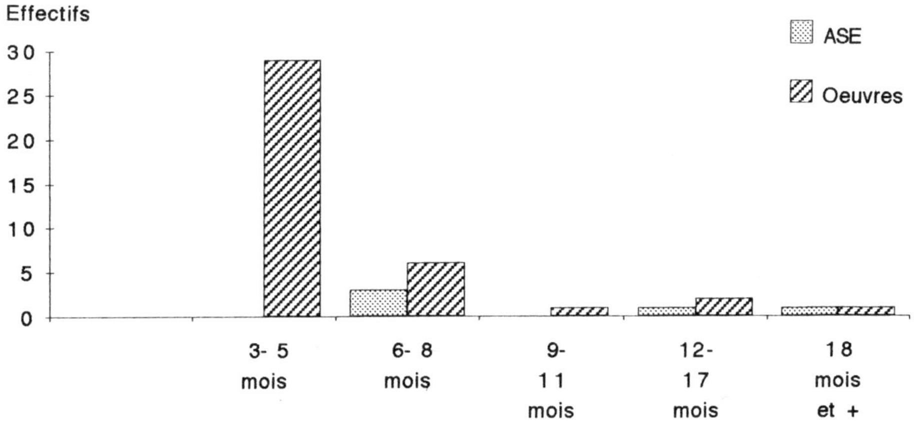

Figure 2b : Age au moment du placement en famille d'accueil

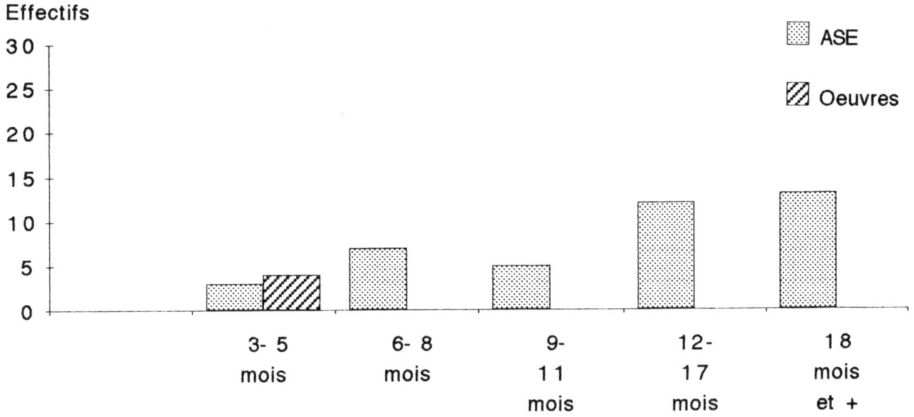

La composition de ces familles, l'âge des parents

Quelque soit le type d'accueil de l'enfant trisomique 21, il s'agit de familles nombreuses, avec plus de trois enfants en moyenne par famille (pour celles qui ont des enfants, biologiques et/ou adoptés).

Les familles d'accueil [9] :
Lorsque l'enfant trisomique 21 arrive dans sa famille d'accueil, l'âge moyen de l'assistante maternelle est de 40 ans, celui de son conjoint est de 44 ans et demi. À l'exception d'une seule famille qui a adopté un enfant, on dénombre 101 enfants biologiques (dont un seul enfant trisomique 21) pour les 30 familles, la majorité de ceux-ci étant majeurs ou adolescents. Les 3/4 des familles ont au moins trois enfants. La grande majorité de ces familles accueillent d'autres enfants en placement familial. (voir Annexe VIII)

Les familles adoptives
À l'arrivée de l'enfant dans sa famille, l'âge moyen des mères est de 42 ans, celui des pères de 50 ans. Les fratries sont souvent plus grandes que celles des familles d'accueil puisque ces couples ont des enfants biologiques et adoptés, et de plus accueillent parfois un ou plusieurs enfants de l'ASE. Parmi ces 41 familles, 33 ont 108 enfants biologiques et/ou adoptés.
Pour 19 familles (46 %), 65 adoptions avaient déjà été réalisées (dont 8 d'enfants trisomiques et autant d'enfants handicapés). Parmi elles, 12 élèvent en plus d'autres enfants de l'ASE (>30-35 enfants dont certains avec handicaps.
Ces familles sont souvent engagées dans divers mouvements associatifs ou caritatifs. On peut se poser la question de savoir toutefois, si pour certains, ayant élevé de très grandes familles (10 - 12 enfants), il n'y a pas

---

[9] Les assistantes maternelles sont des professionnelles rémunérées comme telles. Une famille d'accueil qui désire adopter l'enfant qu'elle élève, à condition qu'il soit devenu juridiquement adoptable, perd le bénéfice de son salaire d'assistante maternelle. A Paris , si elle le demande, elle percevra des allocations compensatoires.

là une «professionnalisation» du rôle socio-éducatif de parents, à moins qu'elles ne soient porteuses de projets de vie hors des idéaux standardisés.

Les situations professionnelles des chefs de famille (familles d'accueil et adoptives)

Familles adoptives et familles d'accueil ne se rencontrent classiquement pas dans les mêmes milieux sociaux. Les chefs de famille de parents FA, sont pour les trois quarts, de milieu ouvrier (25 % ouvriers qualifiés). Les chefs de familles adoptives sont, pour plus de la moitié d'entre eux, cadres supérieurs et moyens (voir annexe VIII).

L'accueil d'un enfant avec un handicap paraît souvent dans la continuité d'une histoire professionnelle, celle de famille d'accueil, elle-même liée à une histoire familiale et individuelle (tradition du métier de nourrice dans certains départements..).

> *Mr. et Mme M. sont famille d'accueil depuis 12 ans. Ils ont une cinquantaine d'années et vivent en province près de leurs enfants et petits-enfants. Appréciés par l'équipe du placement familial, ils ont déjà élevé plusieurs enfants difficiles. Sollicités à nouveau, ils acceptent de se voir confier une petite fille trisomique de 16 mois. Ils découvrent ce handicap, s'attachent à l'enfant.*
> *Quelques années plus tard, ils demandent à l'adopter. Nous apprendrons plus tard que l'une des filles du couple, jeune mère de famille, deviendra elle-même famille d'accueil pour un enfant trisomique.*

Cet accueil est parfois aussi lié pour des parents adoptifs à une histoire particulière du couple :

> *Mr et Mme Y. viennent à l'ASE en désirant adopter un enfant handicapé. Tous deux sont enseignants, ont une cinquantaine d'années. Parmi leurs 3 enfants majeurs, 2 sont étudiants. Dans la famille de Madame, plusieurs enfants sont décédés d'une maladie héréditaire. Cette mère explique ainsi sa motivation à adopter un enfant trisomique 21 soutenue par son mari et leurs enfants.*

Les enfants repris par leurs parents (rétractations)

Sur la totalité des 102 enfants remis à la naissance, huit ont été repris par leur(s) parent(s). Deux autres enfants, dont les parents avaient rétracté leur consentement à l'adoption, seront à nouveau abandonnés à une oeuvre privée puis adoptés.

Ces parents ne sont pas différents des autres parents d'enfants trisomiques 21 (milieu social, nombre d'enfants dans la famille).

Les parents qui reviennent sur leur décision sont accompagnés par le service de l'ASE, un travailleur social ou un psychologue, ou directement par les responsables de l'oeuvre à qui ils ont confié l'enfant.

Six de ces enfants trisomiques 21 ont été repris par la famille dans le délai légal : quatre avaient été confiés à une oeuvre d'adoption, les deux autres, devenus juridiquement adoptables mais pour lesquels une famille d'adoption n'avait pas encore été trouvée, ont été repris par leurs parents.

Les enfants repris par leurs deux parents, père et mère, le sont plus rapidement que ceux accueillis par la famille élargie. Dans ces dernières situations, ce sont les grand-parents, oncles et tantes qui ont obtenu une délégation d'autorité parentale.

> *La grossesse de la mère de Julie a été suivie régulièrement. Les parents, non mariés mais vivant ensemble depuis plusieurs années, attendaient ce premier enfant. Devant le handicap du bébé, le couple a décidé de le confier à l'ASE en vue de son adoption.*
>
> *Quelques jours plus tard, la mère demande à voir le médecin de l'ASE et l'équipe de la pouponnière. Elle donne le biberon, change l'enfant. Elle reviendra la voir plusieurs fois, dira qu'elle a besoin de temps pour réfléchir. Le père n'a pas voulu reconnaître l'enfant, qu'il a annoncé «mort» à son entourage et se dit incapable de participer à aucune démarche. Soutenue par ses parents et le reste de sa famille, la mère reconnaît son enfant à la mairie et rétracte sa décision. Elle reprend alors sa fille pour la confier quelque temps dans une pouponnière, afin de s'organiser. Peu après, le couple se séparera...*

La circulaire ministérielle de 1985 a-t-elle eu un effet sur l'accompagnement des parents ? Il est très difficile de répondre à cette question en étudiant les seules rétractations.

D'après les données recueillies entre 1980 et 1989, il n'y a pas eu de reprise au cours des 5 premières années, exception faite de celle d'un enfant par l'intermédiaire d'une oeuvre privée. Deux enfants ont été repris à l'ASE par leurs parents dans les premiers mois de 1985, 1 en 1986 (réabandonné et adopté), 1 en 1987 (ASE), 2 en 1988 (dont 1 réabandonné et adopté), et 3 en 1989 (1 était à l'ASE). L'évolution de ces rétractations sur la période étudiée, indique seulement qu'elles sont plus fréquentes ces dernières années. On peut faire l'hypothèse que cette disposition légale est mieux connue des professionnels qui peuvent en informer les parents.

Monsieur et Madame D. sont mariés. Ils ont chacun 36 et 34 ans. Ils attendent leur premier enfant. La grossesse est suivie et il n'y a aucun problème. Le bébé naît trisomique 21. Devant le handicap de l'enfant, le couple le confie à l'ASE pour adoption.

Les sages-femmes ont donné les trois prénoms à l'enfant.

Une semaine plus tard, Madame D. vient voir la petite fille à la pouponnière, elle a choisi un prénom à l'enfant et c'est ainsi qu'elle l'appellera. Elle demande à s'occuper de l'enfant. Peu à peu, très soutenu par leur famille et les professionnels, le couple apprend à découvrir et à connaître son enfant. Ils ont moins peur du handicap et peuvent parler de leur souffrance.

Deux mois après, Monsieur et Madame D. prennent leur enfant chez eux.

La situation des enfants non adoptés

Elle concerne 44 enfants trisomiques 21, pupilles de l'État : 36 enfants vivent à temps plein en familles d'accueil (dépendant de placements familiaux ou de placements familiaux spécialisés du type CESAP), 4 autres vivent en institutions et les 4 derniers, internes en semaine (en IME ou IMP), retournent le week-end dans leur famille d'accueil.

Les 40 enfants restés dans les placements familiaux de l'ASE : ces enfants pris en charge par l'ASE de Paris vivent pour plus du tiers d'entre eux, soit 15 enfants en Ile de France et pour moitié dans des placements familiaux de la Sarthe, du Morvan et de la Nièvre, 5 enfants vivent dans des départements très éloignés de Paris.
Les autres enfants confiés en vue d'adoption par les oeuvres privées : trois familles ne les ont pas adoptés mais elles continuent de les accueillir. Un autre enfant, sous tutelle, vit depuis l'âge de trois mois dans la même famille.

Les enfants vivant à temps plein ou à mi-temps en milieu institutionnel sont ceux qui présentent les plus faibles quotients de développement. Les QD relevés pour 25 % des enfants indiquent une moyenne inférieure à 50 (31 à 70).
Sur la décennie étudiée, 1980-89, les enfants ayant quitté tardivement les pouponnières et centres médicaux pour un placement en famille d'accueil ou en institution sont ceux qui présentaient les QD les plus bas (<40). Cette observation d'une *corrélation* entre faible QD et vie institutionnelle n'indique pas la *cause* de ces développements difficiles (constitution biologique, état de santé, expériences précoces pauvres sur le plan sensoriel et social ?).

Près de la moitié des enfants pupilles sont suivis par un Groupe d'Études sur l'Insertion Sociale des Trisomiques, un centre d'action médico-sociale précoce (CAMSP) ou en soins à domicile (SSESD). La lecture de l'ensemble de ces dossiers fait apparaître des évolutions positives au niveau du suivi des enfants porteurs d'une trisomie 21 accueillis par l'ASE. Le placement en famille d'accueil est plus rapide : l'âge moyen de placement des enfants trisomiques 21 était de près de 3 ans pour ceux nés entre 1980-84 (date à laquelle ils quittaient la pouponnière ou le centre médical), il est de 14 mois pour les enfants nés en 1985 et après. Depuis 1986, les prises en charge sont plus précoces et plus diversifiées : 21 % des enfants nés avant 1986 bénéficient d'une prise en charge psycho-éducative contre 73 % des enfants nés ultérieurement et âgés de 4 à 6 ans. Les problèmes de prises en charge et ceux d'intégration scolaire deviennent plus préoccupants lorsque les enfants grandissent (les enfant ne sont pas assez handicapés pour être pris en charge par un CESAP, mais trop pour les autres structures). Certaines familles d'accueil renoncent à cet accueil, les enfants sont alors placés dans d'autres familles ou en institution.

Étant données les informations portées dans les dossiers, il y a lieu de penser que les enfants trisomiques 21 accueillis à l'ASE et âgés de moins de 12 ans bénéficient d'une éducation, d'une prise en charge et de soins équivalents à ceux dont bénéficient les trisomiques 21 dans leurs familles naturelles ou adoptives.

Synthèse des résultats

Pour la période 1980-89, le nombre de bébés porteurs d'une trisomie 21 abandonnés à Paris s'élève à 102. Autant de filles que de garçons sont ainsi confiés.

Les caractéristiques des familles qui ont remis leur enfant en vue d'adoption sont très différentes si l'enfant est né trisomique 21 ou non. Les enfants trisomiques sont nés de couples unis, ils ont été attendus au sein de la famille, les grossesses ont été médicalement suivies, à la différence des grossesses des autres mères. Les mères de ces enfants trisomiques sont âgées en moyenne de 32 ans. Les deux tiers d'entre elles ont moins de 35 ans lors de la naissance de leur enfant et un quart ont 35-37 ans au moment de la naissance. Quatre mères sur dix avaient déjà un ou plusieurs enfants. Huit femmes sur dix avaient 38 ans et plus au moment de la naissance de l'enfant trisomique 21. La lecture des dossiers des enfants abandonnés indique cependant pour quelques familles des antécédents médicaux qui auraient pu justifier une amniocentèse.

S'il est reconnu que les parents d'enfants handicapés mentaux graves se répartissent à peu près également dans toutes les classes sociales, on constate une forte prédominance des classes favorisées parmi les parents d'enfants trisomiques 21 abandonnés (les 2/3 des pères et la moitié des mères) et de la classe moyenne pour les mères (près d'un tiers d'entre elles), et ce, malgré la surreprésentation des milieux sociaux favorisés à Paris.

Le nombre d'enfants trisomiques 21 remis en vue de leur adoption, au secteur public (l'Aide sociale à l'enfance) ou au secteur privé associatif est stable pendant la période étudiée. Il concerne environ 10 % des bébés confiés dès la naissance en vue d'adoption à Paris.

Parmi les 229 enfants trisomiques 21 nés entre 1985 et 1989 à Paris et dans la Petite Couronne (Registre des Malformations Congénitales de Paris), 51 ont été définitivement abandonnés. Ainsi, **dès la naissance, plus d'un enfant trisomique sur cinq est laissé par ses parents à lamaternité.**

Près des trois quarts des enfants trisomiques 21 nés dans le secteur privé sont confiés à des oeuvres privées d'adoption. Les enfants les plus fragiles, pour lesquels on observe un cumul de malformations, sont confiés à l'ASE qui prendra en charge leurs soins.
Parmi les 102 enfants trisomiques remis en vue d'adoption à la naissance, 43 % ont été adoptés, 43 % vivent en familles d'accueil, 8 % ont été repris par leur famille, et 6 % sont décédés avant l'âge de 6 mois. Les cardiopathies sont la cause de cette mortalité infantile élevée.

C'est par l'intermédiaire des oeuvres privées d'adoption que près de neuf enfants trisomiques 21 sur dix ont rencontré assez rapidement**une famille adoptive, souvent de milieu social identique à celui de leur milieu d'origine.** Ils ont vécu moins longtemps en milieu institutionnel que ceux qui ne sont pas adoptés. Très militantes, les oeuvres travaillent en réseau avec de nombreuses associations et continuent, par leur action, d'aider les parents adoptifs qui le souhaitent.

Les enfants trisomiques non adoptés sont pupilles de l'État. Leur environnement témoigne d'un milieu stable, les quatre cinquièmes d'entre eux vivent dans une familles d'accueil qui bénéficie du soutien d'une équipe de placement familial. Nous avons noté certaines améliorations depuis 1985 (placement plus précoce en famille d'accueil, diversification des prises en charge). Nous ne savons pas si les familles d'accueil adoptent les enfants trisomiques 21 qui leur sont confiés, cette adoption pouvant avoir lieu très tardivement.

Deux observations importantes doivent être soulignées. Elles concernent les lieux de naissance et les conditions juridiques d'admission des enfants.

48 enfants sont nés en maternités publiques et 54 en maternités privées. Or il naît plus d'enfants en maternités publiques, plus nombreuses que les maternités privées. En comparant les lieux de naissance des enfants confiés en vue d'adoption (trisomiques 21 ou non)[10], on note une nette surreprésentation du nombre d'enfants trisomiques abandonnés par rapport aux autres enfants selon que les établissements sont privés ou non. Ceci semblerait lié également au milieu social des parents.

Les trois quarts des enfants trisomiques 21 remis à l'ASE ou aux oeuvres n'avaient pas été déclarés ou reconnus par leurs parents. Les mères avaient accouché sous leur identité et pourtant 58 % des enfants ont été déclarés «nés sous X». Ceci pose la question de l'application de la loi.

Ces deux constats appellent à s'interroger sur les rôles que jouent la connaissance de la loi et le milieu social des parents dans l'abandon des enfants trisomiques 21. D'autres facteurs tels que l'annonce du handicap ou les propositions faites aux enfants méritent d'être plus étudiés.

---

[10] C'est à dire les mairies d'arrondissements où les enfants ont été déclarés (pour les naissances entre 1985-89)

Deuxième partie

Annonce du handicap et accueil de l'enfant

«Parallèlement à cette évolution technique remarquable des moyens diagnostiques, la notion de malformations est devenue de plus en plus intolérable pour les couples qui deviennent de plus, exigeants. Les parents programment désormais la grossesse et entendent bien avoir l'enfant qu'ils désirent, quand ils le désirent, comme ils le désirent, c'est à dire à terme et parfaitement sain. L'évolution des structures sociales et le travail des femmes, l'éclatement des familles qui offraient des possibilités d'élevage des enfants handicapés, la diminution des concepts religieux, la banalisation de l'avortement, fait que l'enfant anormal est de plus en plus mal accepté et que pour de nombreux couples l'enfant doit être parfaitement normal ou ne pas être».

R. Henrion, 1992.

Les réflexions sur les problèmes posés par l'annonce du handicap vont se développer à partir des années 1970-75. Les écrits témoignent de l'intérêt des professionnels de santé quant à cette question. Parallèlement avec les progrès de l'échographie obstétricale, le diagnostic anténatal va se généraliser, susciter de nouveaux problèmes éthiques, modifier l'acceptabilité sociale de l'interruption médicale de grossesse en cas de diagnostic positif.

Issue des réflexions menées par un groupe de professionnels de maternités, une circulaire du 29 novembre 1985[1] est adressée aux Directions des Affaires Sanitaires et Sociales par le Ministre de la Santé.

> *«Elle vise à répondre à une double demande :*
> *- celle des parents d'un enfant handicapé qui se sont trouvés dans l'ignorance d'un handicap ou d'une suspicion de handicap, ou qui, face à ce douloureux problème, se sont retrouvés seuls, sans information précise sur les soutiens et sur les services dont ils auraient pu bénéficier ;*
> *- celle des personnels de maternité confrontés à ces situations difficiles pour lesquelles ils ne sont pas suffisamment préparés.*
>
> *Une meilleure connaissance du problème doit leur permettre de mieux aborder ces situations, qui seront cependant toujours vécues en fonction de chaque individualité. Elle doit également les aider à soutenir les parents dans l'établissement des premières relations avec leur enfant, en veillant à ce qu'aucune détérioration ou des carences affectives ne s'ajoutent à la déficience propre du nouveau-né.*
>
> *La présente circulaire s'adresse à tous les personnels de maternité et a pour objet de les sensibiliser au rôle qu'ils peuvent jouer au moment de l'annonce du handicap aux parents, au soutien qu'ils peuvent dispenser à la famille pendant le séjour de la mère à la maternité, à l'action d'orientation et d'accompagnement qu'ils peuvent avoir à sa sortie du personnel*
>
> *La dernière partie concerne les modalités de formation du personnel et contient des instructions plus particulièrement adressées aux DDASS et aux directeurs des hôpitaux.»...*

[1] Voir introduction et texte de la circulaire en annexe I.

Les pratiques des maternités, les attitudes et l'expérience des soignants face au handicap et à l'annonce de la trisomie 21 aux parents méritaient d'être mieux connues. Aussi avons nous été amenées à rencontrer les professionnels de maternités parisiennes et de pouponnières et à confronter leur discours.

Le contexte général des entretiens

Nous avons rencontré treize équipes de maternités parisiennes parmi les 25 où l'on a relevé des abandons d'enfants trisomiques 21 : 7/11 dans le secteur public et 6/14 dans le secteur privé (voir annexe III). Plus de 60 % de la population d'enfants étudiés dans la première partie de la recherche sont nés dans ces maternités au cours des dix années étudiées.

D'après le tableau 13, on constate un lien entre la proportion d'enfants trisomiques confiés en vue d'adoption, le type de maternité et le milieu social des familles : 3/7 maternités publiques reçoivent des familles de classes moyenne et supérieure vs 5/6 maternités privées.
Nous avons également rencontré les personnels de quatre pouponnières dont trois pouponnières à caractère social et sanitaire. Ces pouponnières ont accueilli 80 % des enfants trisomiques 21 nés à Paris entre 1980-89 ainsi que des enfants trisomiques 21 confiés après la naissance par leurs parents pour des durées de séjour plus ou moins longues.

Tableau 13 : Les maternités parisiennes rencontrées

maternités	moyenne naissances/an	milieu social des familles type de populations	enfants T21 remis (80-89)
A	1500-2000	peu favorisé	<5
B	1200-1500	assez modeste	<5
C	1000-1200	1) 50 % (artisans, commerçants...) 2) 50 % bon niveau (artistes...)	≥5
D	1500-2000	1) favorisé 2) mères toxicomanes 3) antécédents méd. maternels	≥5
E	1200-1500	divers	<5
F	>2500	peu favorisé	<5
G	>2200	classes moyennes	<5
H	1200	divers, classes moyennes	≥5
I	1200	favorisé	<5
J	1200	moyen et favorisé	<5
K	1500-2000	peu favorisé, divers	≥5
L	>2500	1) favorisé 2) antécédents méd. maternels	≥5
M	1000-1200	très favorisé	≥5

Note au tableau 13 : Maternités publiques (A à G) : il s'agit des chiffres de l'Assistance Publique des Hôpitaux de Paris, moyenne annuelle entre 1980-89.
Maternités privées (H à M) : chiffres indiqués lors des entretiens

Dans les maternités comme dans les pouponnières, il n'a pas toujours été possible de rencontrer l'ensemble des intervenants des équipes. Certaines rencontres se sont faites en deux temps. Dans deux cas, une seule personne de la maternité était présente. À la différence des obstétriciens, la plupart des pédiatres et assistantes sociales ont participé à ces rencontres.

La tonalité des entretiens

D'une façon générale, le discours des maternités est différent de celui des pouponnières, l'un étant plus axé sur les parents et notamment la mère, l'autre sur l'enfant lui-même. Cette différence tient au fonctionnement des

institutions : la maternité accueille provisoirement une future mère, la pouponnière recueille temporairement un enfant. C'est donc naturellement que le regard sera porté sur l'un ou sur l'autre.
À la maternité, la mère sera celle que l'on console, celle à qui l'on doit apporter une aide, mais aussi celle dont on tolère plus ou moins bien le drame, celle que l'on souhaite voir partir vite. Dans ce contexte, l'enfant est parfois oublié. Au contraire, à la pouponnière, c'est sur l'enfant que se reporteront attention et soins, même si la problématique parentale est prise en considération.

Dans trois maternités, l'évocation de la trisomie 21 appelle spontanément une réponse en terme d'accueil et de garde hors de la famille. Deux particularités se dégagent de l'ensemble des rencontres avec les équipes soignantes : la violence verbale et les implications des intervenants.
La violence du langage utilisé par les personnels médicaux pour parler de la trisomie 21 fait écho à la violence de la situation telle qu'elle est vécue ou subie par eux.
Ces mots qui agressent sont aussi le reflet d'une émotion ravivée par l'entretien. Ces naissances sont difficiles pour ces équipes essentiellement féminines qui ne peuvent s'empêcher de se projeter dans ces histoires.

«C'est un raté... plus personne n'a envie de voir la mère...»
«On se débarrasse de ce truc-là qui est difficile à vivre pour tout le monde»,
«Ça ne devrait plus exister (N.D.A. : la trisomie 21)»,
«Il y en a qui doivent assumer jusqu'au bout (N.D.A. : les parents qui gardent leur enfant), même ce qui n'est pas beau, même leurs échecs.»
«L'image de la trisomie 21, c'est l'horreur !»
«Dans le service, y en a qu'on aimerait mieux ne pas revoir...»
«On parle de choses à jeter».
«Pour eux (N.D.A. : les parents de milieu défavorisé), c'est une tuile de plus».
«La société va prendre en charge ces enfants pas conformes».

Au cours des entretiens, l'implication ou la retenue des puéricultrices, aides-soignantes et des sages-femmes varie selon que les médecins sont présents ou non, les assistantes sociales étant moins sur la réserve. De ce fait, le discours médical apparaît prépondérant dans certains entretiens.

Les représentations sociales de la trisomie 21

La distinction entre trisomie 21 et mongolisme a souvent été évoquée au cours de ces rencontres. Le terme de trisomie 21 date de 1959 (Lejeune, Gautier, Turpin). Néanmoins le changement de dénomination n'a pas suffi à modifier complètement les images véhiculées par ce handicap. Les représentations sociales de la trisomie 21 ont toujours des connotations très négatives : *«Des parents ne savent pas très bien ce qu'est un trisomique mais quand on dit mongolien, tout le monde sait : le faciès !»*

D'une manière générale, la personne trisomique est perçue comme déficiente, handicapée mentale plus ou moins autonome, une malédiction sur la famille :

«Honnêtement, un bébé trisomique 21, ça passe, mais se promener dans la rue avec un adolescent ou un adulte trisomique...»
«C'est quand même un anormal, un attardé mental», dit une sage femme.
«Quelque fois on a des commentaires des parents : il n'est pas tellement trop..., il a pas trop l'air».
«Les parents s'estiment mieux lotis avec leur enfant polyhandicapé que ceux qui ont un trisomique, il y a une impression de malédiction moins grande pour eux...».
«Ils ne connaissent pas le trisomique, c'est l'inconnu qui leur fait peur... Il ne pourra pas aller à l'école avec les autres. Saura-t-il parler ? Compter ? En revanche ils ont moins conscience de la maladie mentale, ça ne se voit pas».

En ce qui concerne le bébé trisomique 21, c'est en premier lieu l'aspect physique de l'enfant qui est évoqué et le regard qu'autrui va poser sur lui ; «c'est d'abord le handicap qui est remarqué :

** Une directrice de pouponnière parle du cas d'un bébé né prématurément et transféré en couveuse. Le père fait l'annonce à la mère et lui demande si elle a vu l'enfant : «tu sais, il a un petit poids et en plus il est trisomique 21». La mère racontait le souvenir de cette annonce à cette directrice : «j'ai tout de suite pensé 3 bras, 3 têtes, 3 jambes... mais je l'avais vu mon bébé à la naissance».*

** Une sage femme parle d'une mère qui n'avait pas encore vu son enfant et à l'annonce de la trisomie dit d'emblée «c'est un monstre» ; dans un second temps elle s'est aperçue qu'il avait «deux bras et deux jambes comme tout le monde».*

** «Après l'annonce de la trisomie par le pédiatre qui avait expliqué à la mère qu'il avait un chromosome en plus, celle-ci a déshabillé son enfant et l'a regardé : il avait 5 doigts, 2 pieds..., elle a alors demandé à l'infirmière : «qu'est-ce que c'est un chromosome en plus ? C'est pas vrai parce que je l'ai bien regardé : il a tout ce qu'il faut et rien en plus». L'infirmière prise de court a dit «votre bébé est mongolien». «La mère qui avait commencé à lui donner le sein, l'a complètement lâché...» (une assistante sociale de pouponnière).*

** «Qui vous parle de la souffrance de l'enfant trisomique ? Je suis souvent appelée en maternité pour l'annonce d'une trisomie..., des parents viennent ici et disent, effondrés : il est trisomique. Mais d'abord, comment s'appelle-t-il, quel est son prénom ?» Dit un pédiatre d'un service de génétique.*

En amont de l'annonce du handicap aux parents

La réflexion des professionnels de maternité

L'existence d'une réflexion

Dans la majorité des maternités, les équipes ne mènent pas de réflexion sur leur pratique quant à la découverte et l'annonce de la trisomie :*«On s'adapte au coup par coup...», «on annonce sur le tas.* (D)». Les entretiens ont d'ailleurs parfois mis en évidence la méconnaissance des instructions de la circulaire de 1985 : *«Qu'est-ce que vous appelez la circulaire...?».* Dans quelques maternités, certains professionnels ayant une expérience particulière dans ce domaine sont présentés comme le référent auquel l'équipe s'adressera si nécessaire. Quant aux équipes qui mènent ce type de réflexion, ce sont plutôt celles des maternités qui enregistrent le plus grand nombre de naissances d'enfants trisomiques, parce que ce sont celles qui pratiquent le nombre d'accouchements le plus élevé.

Les modalités de la réflexion

Celle-ci peut avoir lieu à des moments spécifiques (après la naissance de l'enfant, lors d'un atelier ou d'un séminaire, à la suite de rencontres avec un généticien) ou être initiée à l'occasion d'événements particuliers. Cinq équipes de professionnels ont travaillé cette question de l'annonce du handicap.

* L'arrivée d'un nouveau chef de service a suscité un groupe de réflexion : *«On a beaucoup travaillé à partir de la question des IVG qui nous tourmente. Tous, on a réfléchi, les pédiatres, les sages-femmes... L'annonce nous met dans une situation de porte à faux, au sein de la même équipe : les sages-*

femmes s'occupent en même temps des IVG et doivent accueillir l'enfant T21, c'est une situation difficile» (G).

* L'ensemble de l'équipe a été sensibilisé à la question de la révélation : *«Tous s'efforcent de considérer l'enfant avant le handicap»* (L).

* Dans une maternité privée dont la clientèle est motivée par les relations parents/enfant et parents/enfant/équipe, chaque naissance d'enfant trisomique donne lieu à un approfondissement de la réflexion. Toute l'équipe, du médecin-chef à la femme de service, est mobilisée dans l'accueil fait à l'enfant d'abord, puis à ses parents (J).

* La circulaire de 1985 a permis d'amorcer une prise de conscience. Des groupes de travail, soutenus par la surveillante de la maternité elle-même, mère d'un enfant trisomique, ont été mis en place et une recherche-action a été entreprise : *«Il y avait un grand vide entre la maternité et les soins spécialisés ultérieurs au CAMSP [2], il fallait un centre d'éveil au sein de la maternité. Avec les crédits de la recherche, on a eu une psychomotricienne»*. (B)

Ainsi, dans les lieux, où un travail de réflexion a été effectué à partir du handicap lui-même et de son annonce aux parents, on constate alors que les abandons d'enfants trisomiques 21, auparavant nombreux, vont fortement diminuer, voire disparaître (tableau 14, p. 121).

---

[2] CAMSP : Centre d'Action Médico-Sociale Précoce.

Les réactions du personnel à la découverte du handicap

Ça n'arrive qu'aux autres :
Une puéricultrice se souvient d'une farce faite par une sage femme à propos d'une collègue qui venait d'accoucher : *«je dis oh la-la c'est pas possible, encore un caryotype... Je lui demande alors comment vont les parents, elle me dit : c'est le bébé de Marie, alors je pense aussitôt* (elle rit en le racontant) *que mon sang n'a fait qu'un tour, parce que le bébé de Marie ne pouvait pas être mongolien»*. (C)

Les attitudes des équipes de maternité sont extrêmement variées. Presque toutes les personnes rencontrées évoquent *«la catastrophe, l'horreur, l'injustice, la déception, le malaise, le sentiment d'impuissance, de fuite..»*. La révélation plonge l'équipe dans le désarroi, les modalités de réactions seront fonction des attitudes de chacun et de l'interaction de leurs comportements.

Le malaise et l'identification à la mère sont dits par plusieurs équipes :

«L'annonce est faite dans le plus grand désarroi, et une mère est repartie avec son enfant et personne ne lui avait rien dit» (D).
«Je me sens émue moi-même. Quand je rentre dans la chambre, j'essaie de faire en sorte que la mère ne voit pas trop tout mon désarroi, elle le sent un peu mais pas trop» (l'assistante sociale, E).
Une psychologue parle *«d'identification très émotionnelle du personnel envers la mère»* et un pédiatre *«de peu de compassion envers l'enfant ; ce n'est pas lui qui souffre, ce sont les parents»*. (A)
«Les parents sont à l'affût du moindre geste et des réactions de notre part» (la puéricultrice). *Bien sûr, il ne faut pas montrer ce qu'on ressent soi-même, pour laisser à la mère, au père, le droit de ressentir ce qu'ils veulent. (C).*

La fuite

Elle est mentionnée à plusieurs reprises comme la première réaction de l'équipe soignante. Une psychologue attribue cette réaction au manque de temps. Si des intervenants sont conscients d'avoir une certaine influence sur ces situations, d'autres s'en défendent.
«C'est une fuite pas très honnête intellectuellement» (H).
«Personne n'entre dans la chambre..» (F).
Une puéricultrice se souvient qu'une fois elle n'avait pas fait attention à l'examen de la sage femme et *«avait mis le bébé au sein.... bébé que je trouvais normal, parce que je connaissais les parents et je refusais en fait ce qui se présentait à mes yeux. Quand la sage femme m'annonce qu'elle suspectait une trisomie, à ce moment-là je me suis complètement rétractée, il y a eu fuite de ma part»* (C).

L'impact du diagnostic anténatal

L'amélioration du DAN porte en elle-même l'ambivalence. Ainsi la trisomie 21 est vécue comme un échec médical, un échec obstétrical :
«C'est parce qu'on s'est trompé en anténatal qu'on assume mal notre choc, surtout que nous avons un service d'échographie très performant» (une psychologue, H).
«Avec les échographies, les gens disent : on ne risque rien, on me laissera pas». (C).
Avec le DAN, on se garantit de toute anormalité. Certains parlent même d'éradiquer[3] la trisomie... (L).
«Avec l'amniocentèse, on en voit de moins en moins car alors l'interruption thérapeutique de grossesse est proposée systématiquement» (une psychologue, K).
Une sage-femme parle du *«drame humain pour les parents»* et *«d'échec médical pour cet enfant pas conforme à ce qu'il devrait être. Le médical ne fait pas face à ce handicap, alors dans la continuité logique c'est aussi que les parents ne fassent pas non plus face et ne prennent pas l'enfant en charge».* (C)
«Ces enfants sont TOUS des rescapés, tous les parents nous disent : «si on avait su,.. oui, tous à 100 %... Tout le monde pense qu'avec le DAN, l'amniocentèse, quelqu'un n'a pas bien fait son travail s'il naît un enfant porteur d'une trisomie» (Responsable d'une oeuvre d'adoption).

---

[3] A propos de l'utilisation de tests biologiques sanguins destinés à évaluer le risque pour une femme enceinte d'être porteuse d'un enfant atteint de trisomie 21, le Comité Consultatif National d'Ethique souligne, en juin 1993, le caractère critiquable des termes *"programme de santé publique"* et désapprouve tout programme autoritaire qui viserait l'éradication de la trisomie 21 : *"un tel programme supposerait des mesures autoritaires contraires à toute éthique. Enfin, une telle décision serait ressentie comme un désaveu pour les familles élevant un enfant trisomique".*

Un quart des maternités évoquent l'erreur du diagnostic anténatal, on constate dans ces lieux un fort taux d'abandon (dans le passé et encore actuellement).

La question du diagnostic anténatal induit celle de la préparation des professionnels et des parents à la naissance d'un enfant handicapé. Les obstétriciens d'une maternité privée dans laquelle on note un seul abandon - suivi d'une rétractation - en dix ans, parlent de l'attente des parents face à leur spécialité «l'enfant parfait», de leur culpabilité et de l'évolution de leur métier :
«Pour le produit fini, là c'est un petit peu raté... Alors tu consultes le dossier, tu regardes à quel moment de la grossesse tu aurais pu t'en douter... oui, il y a la peur du médecin, et surtout nous les obstétriciens qui sommes des gens qui accompagnons des gens qui vont très bien..., nous sommes moins souvent confrontés à ce drame que d'autres médecins». L'autre obstétricien : «au début de ma carrière, c'était toujours un échec, mais plus maintenant, je supporte mieux de parler avec les parents... Face à l'idéologie de la perfection, notre rôle c'est de préparer les parents à ce que ça ne soit pas parfait. Or quand on est confronté, c'est carrément la vie ou la mort. Mais dans ces cas-là qui sont ni noirs ni blancs, on est peut être moins préparés».(J).

Tandis que des pédiatres de maternités et de pouponnières parlent de non préparation pour les professionnels intervenant dans les maternités, mais aussi de non préparation pour les parents :
«Ceux qui font du DAN n'ont pas suffisamment l'expérience de l'accompagnement des familles qui ont cette pathologie... La formation médicale est trop informatisée, trop technicisée». (un pédiatre d'une consultation de génétique).
«Les échographistes devraient laisser une part d'inconnu, si l'enfant a un handicap, ils devraient aborder ce thème de l'enfant qui n'est pas l'enfant rêvé» (un pédiatre de pouponnière).

Une psychologue explique : *«Je suis un peu critique parce que pour les médecins, très souvent faire une amniocentèse, ça veut dire que l'on s'engage vers une Interruption Thérapeutique de Grossesse, or il y a des gens qui ont des convictions éthiques ou religieuses et qui veulent quand même savoir quel type d'enfant ils auront, mais ne s'engagent pas à faire une ITG... les femmes sont un peu entre leurs mains»*. (B)
«Combien de parents commencent une grossesse sans penser au handicap. Ils ne s'y attendent pas, ne sont pas préparés à accueillir un enfant handicapé et non parfait. Entre le discours placardé sur les affiches, partout, entre ce qu'on dit sur l'intégration des handicapés et la réalité, entre la volonté proclamée et les réalisations, il y a toujours un vrai fossé».(L).

***

On constate que seules les équipes des maternités, qui ont élaboré une réflexion en partenariat avec les pédiatres et/ou obstétriciens ou à leur seule initiative, le font de manière approfondie et leur pratique s'en ressent.

Quand cette réflexion est issue d'un membre isolé de l'équipe et - non médecin - celle-ci a peu de chance d'aboutir. En témoigne ce qui se passe dans une maternité qui connaît un grand nombre de consentements en vue d'adoption : plusieurs facteurs viennent annuler l'effet positif de la réflexion élaborée par la psychologue au cours d'un atelier sur l'accueil des enfants handicapés. Cependant, les réactions négatives du personnel (rejet, fuite...) ne sont pas, en elles-mêmes, des éléments déterminants dans le processus d'abandon.

Cumulés avec une absence de mise à distance des émotions que chaque membre de l'équipe peut ressentir dans ce moment difficile, une absence de réflexion sur l'annonce et l'accueil, des interférences entre convictions personnelles et propositions de prise en charge, une méconnaissance de la loi, ces facteurs font des modalités de l'annonce un élément déterminant dans la décision d'abandon. C'est ce que nous allons étudier.

Annonce du handicap et réactions parentales

Cette annonce brise en un instant la vie des parents, l'image de l'enfant attendu. Elle va frapper les parents d'une manière indélébile : *«Ils vont en parler toute leur vie, ils la raconteront toujours, ça fait «bouchon», comme si tout était resté là dans ce moment important»* (une psychologue de pouponnière)

La révélation de la trisomie 21 aux parents

«Entre le temps où l'enfant est né et le temps où l'annonce se fait, il y a une période de no man's land..., c'est dur», dit une psychologue (B).
«Cette période d'attente est un moment abominable» (A)

Qui annonce la trisomie 21 aux parents ?

Les personnels rencontrés sont d'accord sur ce point, c'est un médecin qui doit faire l'annonce : *«c'est le garant du verdict, avec le caryotype de confirmation...»* (K). Ainsi, 12/13 répondent «le pédiatre» parmi lesquels quatre parlent du pédiatre accompagné de l'accoucheur (J, D, L, M) et trois du pédiatre et de la sage-femme (B, F, E). Dans une seule maternité, c'est l'obstétricien qui fait l'annonce (H) ; la dernière naissance d'enfant trisomique n'a pas été annoncée aux parents alors que le diagnostic était évident, le pédiatre était en vacances.

À qui est faite l'annonce ?

Plus de la moitié des maternités font l'annonce au père et à la mère en présence de l'enfant afin que chacun entende les mêmes informations (8/13, autant de maternités publiques que de maternités privées). Dans ces lieux, on dénombre en moyenne moins d'abandons d'enfants trisomiques 21 que dans les autres maternités (2,8 vs 7,8 entre 1980-89).
«Avec l'enfant, on a un objet de dialogue qui n'est pas abstrait...» (A)
«Sa présence concrétise la situation et permet de simplifier les termes médicaux» (G),
«Le médecin explique que le bébé est un peu mou, qu'il marchera mais plus tard, c'est un enfant comme les autres mais qui fera tout plus tard... on parle de ses capacités, de ses possibilités, on explique aussi à l'enfant ce qu'on va faire» (B), (J), (G) (D),
«Il faut montrer les compétences du bébé dès sa naissance» (E),
«On ne parle jamais de QI et d'intelligence, on parle en courbe normale décalée, on ne dit pas mongolisme» (L).
Les autres, (H) (K) (C), le font soit aux deux parents seuls soit à l'un des deux parents : la mère avec l'enfant, le père étant généralement absent (D), le père seul (en prétextant que la mère est fatiguée), père qui est chargé ensuite de l'annoncer à la mère *«sauf s'il ne s'en sent pas capable»* (M).
Parfois, l'annonce du handicap est faite en présence d'un intermédiaire, proche de la mère, pédiatre de la famille ou une autre personne qui va prendre le relais auprès du bébé et de la mère (C) (G).

Quand la révélation a-t-elle lieu ?

L'annonce peut avoir lieu plus ou moins rapidement mais de toute façon avant que la mère ne sorte de la maternité. Il arrive que des parents s'en aperçoivent avant et cette situation est parfois très déstabilisante :
«Elles sentent quand il y a quelque chose qui cloche, elles perçoivent les regards des autres...» (D) (E).

«Maintenant on sépare le bébé de sa mère parce qu'une fois, il avait été mise sur le ventre de sa mère, c'est elle qui s'est aperçu de la trisomie et ça s'est alors plus mal passé que lorsqu'on prévient les parentsaprès». (une sage femme, M)

L'annonce rapide : la très grande majorité des maternités (9/13) font une annonce rapide, en salle de travail ou le lendemain à l'arrivée du pédiatre. Celle-ci est parfois le résultat de la panique du personnel et est critiquée car souvent faite brutalement par l'obstétricien.

L'annonce différée : pour avoir constaté les conséquences désastreuses d'annonce rapide en salle de travail, certains pédiatres de maternité (4/13) pensent qu'il faut différer l'annonce aux parents, même si celle-ci n'est pas faite en présence du bébé (C) (D, plus récemment).
Actuellement, le résultat du caryotype est obtenu plus rapidement que lors des premières années de la période étudiée où le diagnostic mettait au moins une semaine à parvenir au pédiatre, la mère ayant déjà quitté la maternité. Des erreurs inadmissibles ont eu lieu : envoi des résultats du caryotype au domicile parental, demande d'un caryotype 2 à 3 semaines après la naissance de l'enfant (2 cas d'enfants d'origine asiatique). Une annonce tardive de la trisomie n'empêche pas l'abandon.

* C'est très généralement sous couvert de doute quant au diagnostic que l'annonce est différée, le pédiatre attendant les résultats du caryotype avant d'informer les parents :
«Quand il y a quelque chose d'anormal, on leur parle d'examens complémentaires sans parler franchement de trisomie», dit une sage-femme, sa collègue ajoute : *«on laisse planer le doute, on dit qu'il présente des signes qui peuvent faire penser à une anormalité».* (C).
«On fait le caryotype mais au fond de nous, on a une intuition, alors on les pousse dans leur retranchement sans leur dire quand on est presque sûr, s'ils ne posent pas de question, on se garde bien de les susciter» (un pédiatre, A).

* Plus rarement, l'annonce est faite intentionnellement quelques heures après l'accouchement afin de laisser la mère avec son enfant, le temps que se tissent les premiers liens :
«Avant de donner le diagnostic, c'est pendant ce temps là que se crée l'attachement, avant que tu leur assènes le coup de grâce... Et puis, t'es pas à la bourre, c'est un bébé qui va bien, parce que si tu as une chance que cet enfant soit accepté ensuite, il faut que les parents aient ce moment, cette rencontre. C'est pas les gruger que de leur laisser ce moment où cet enfant n'a pas encore son étiquette de trisomique» (J).
Ces paroles d'un obstétricien rejoignent celles évoquées par une puéricultrice de maternité à propos d'une annonce faite douze heures après la naissance : *«La maman nous a dit : je suis très contente que vous ne m'ayez pas annoncé ça en salle de travail parce que moi, pendant douze heures, j'ai vécu comme si j'avais accouché d'un enfant normal».* (B)

La séparation mère/enfant

Le bébé trisomique est, à sa naissance, souvent retiré à sa mère jusqu'au moment de l'annonce, même si aucune raison médicale ne le justifie. Cinq maternités séparent la mère et l'enfant dès la naissance (en dix ans, on a dénombré deux fois plus d'abandons dans ces lieux par rapport aux autres maternités étudiées)
* Il est mis en couveuse de manière systématique dans 4 maternités, 2 privées (M, K) et 2 publiques (D, C) : «... parce que les sages femmes n'osent pas faire l'annonce ou attendent l'arrivée du pédiatre». Ainsi, dès sa naissance, l'enfant est séparé de sa mère, soit pour laisser au pédiatre le temps d'arriver et d'effectuer l'annonce, soit en cas d'examens complémentaires pour confirmer le diagnostic.
* Il peut être transféré dans un autre service hospitalier introduisant un obstacle supplémentaire à la création de l'attachement entre la mère et son enfant [4] (I).

---

[4] Une littérature abondante existe sur le thème prématurité et attachement (Herbert et al. 1975, Klaus et Kennell...)

Si les transferts sont justifiés en cas de complication néonatale (prématurité, détresse respiratoire, décompensations cardiaques...), ils sont parfois le moyen pour le personnel de la maternité d'échapper à l'annonce : *«la clinique privée l'envoie vers un hôpital public,... ils n'ont plus à faire l'annonce, cela permet de garder leur image de marque»* (une assistante sociale, F).

Afin d'éviter une trop longue séparation mère-enfant, des maternités s'efforcent de *«récupérer»* l'enfant (trisomique ou non) et d'aménager des rencontre mère-enfant (G) (B). Une maternité note moins de transferts systématiques *«surtout depuis la circulaire du Ministère»* (E).

Les réactions des parents à l'annonce

«Souvent il n'y a pas d'alternative, soit : je vais l'aimer, on l'aimera quand même, soit on ne veut plus le voir». (A)
«Il y a des parents, tout de suite, c'est non, on ne peut alors pas travailler, ça part tout de suite, ils disent : vous vous chargez de tout. D'autres sont plus ambigus, ils ont besoin de prendre une décision ensemble» (E).

La déchirure

À la découverte de la trisomie 21, le projet parental s'effondre, c'est une faille qui s'ouvre, avec la perte des repères, des perspectives et projets.
Tous les sentiments apparaissent, violents et contradictoires qui vont générer des effets de culpabilité et d'agressivité. Toutes les réactions sont évoquées depuis le refus jusqu'à acceptation, la distance puis le rapprochement, les souhaits de mort, la recherche des responsables, le déni. Elles vont de la sidération à la tentative de faire vite le deuil de l'enfant rêvé.

Les réactions immédiates évoquées sont le plus souvent les pleurs pour les mères, les crises de nerfs, l'effondrement des pères, la demande des parents de ne pas ou plus voir l'enfant, au moins pendant un temps... *«Cet homme a baissé la tête comme si on lui donnait un coup de hache, ils étaient poignants...»* (une psychologue, B).
«Des mères prennent l'enfant dans leur chambre et l'acceptent, d'autres le laissent à la nurserie et vont le voir régulièrement, d'autres n'ont aucun contact, elles n'en veulent pas parce qu'elles ont pris tout de suite leur décision. Les indécises, celles qui le laissent en nurserie mais vont le voir, elles se mettent à pleurer à côté du berceau... On a vu des pères qui apportent des vêtements tous les matins mais qui ne le regardent pas, pas un oeil sur le berceau». (une sage femme, M)

Plusieurs pédiatres et sages-femmes insistent sur le besoin de la mère d'être seule et sur le silence qui suit l'annonce, «*pendant un temps les parents ne veulent plus voir personne ils n'ont pas envie de parler, ils ne savent plus où ils en sont, ils veulent rester tous les deux ou avec la famille».... elles ont besoin qu'on s'occupe d'elles mais aussi qu'on les laisse tranquilles*». (D) (E) (M)

Puis ultérieurement ces parents s'informent, questionnent, dans une tentative désespérée pour combler ce vide. Ils envisagent rapidement toutes les éventualités : «*tout défile dans leur tête*» dit une psychologue (H). La question des degrés d'atteinte et celle des possibilités de développement sont rapidement abordées avec les pédiatres : «*Ils passent de l'abattement au questionnement sur le handicap : trisomique, c'est quoi ? Il l'est peu ou beaucoup ? Des questions tous azimuts, ils vont de l'un à l'autre, partout, dans la famille, à l'extérieur, c'est une quête sans fin.*» (K).

Le déni

«*La mère, médecin, n'a pas entendu le terme de «trisomie» pendant 24 heures après l'annonce*» (I)
Un père parle à une sage femme : «*regardez, moi aussi quand j'étais petit, à la naissance, j'avais les yeux bridés*». (M)
Après la révélation de la trisomie de sa fille, un père dit à l'assistante sociale : «*Finalement, ça ne se voit pas beaucoup..., elle a les yeux un peu bridés, mais quand elle sera un peu plus grande, avec la chirurgie esthétique, on pourra arranger ça*». (E)
Pour certains parents, il y a un barrage tel qu'ils n'entendent pas l'annonce ou n'entendent que ce qu'ils veulent, telle cette mère qui se polarisait sur une infection sans gravité de son bébé : «*c'était très difficile de pouvoir discuter avec elle des doutes concernant son enfant*», raconte la psychologue de la maternité (A).
Ce déni de la réalité va durer parfois plusieurs jours, les parents gardant espoir jusqu'à la confirmation du diagnostic par le caryotype : telle famille

craignant une erreur demande un second caryotype, telle autre demande à voir le compte rendu écrit (F), (H), (M).

Les souhaits de mort, l'euthanasie

* Les souhaits de mort sont souvent évoqués, parfois très clairement par les parents.
Cette mère disait à l'équipe de *«faire quelque chose..., je veux des nouvelles que si vous me dites qu'il est mort».* Un père dit au pédiatre : *«je ne comprends pas que cet enfant puisse sortir vivant»* (G)
«Le réflexe immédiat des parents que l'on voit ici, c'est tuez-le» (la psychologue). Le pédiatre confirme cette observation : *«ils veulent presque toujours supprimer l'enfant, c'est formulé par la grande majorité des parents, oui, 80-90 %. On nous dit : vous n'avez pas le courage de faire ci ou ça. Or nous pédiatres, nous intervenons après les accoucheurs... c'est trop tard, et il n'y a pas d'euthanasie chez nous».* (K).
Un pédiatre de maternité rappelle : «Après détection d'une *trisomie 21 par diagnostic in utero, il peut y avoir une interruption médicale de grossesse très tardive, même après huit mois, c'est extrêmement dur, l'enfant naît mort-né... Entre quelques jours, quelques heures avant et quelques heures après, que signifie cet acte ?»*
* L'euthanasie : plusieurs cas de suspicion d'euthanasie par les parents sont évoqués par les maternités.
«L'an passé, il y a eu un passage à l'acte au moment du retour à la maison, au cours d'un transfert. Une autre fois, on a parlé de mort subite du nourrisson et il n'y a pas eu d'autopsie, le père était médecin, ils avaient quitté la maternité en disant «on va l'aimer» (G).
Des tentatives d'euthanasie peuvent apparaître de manière plus indirecte quand il va s'agir d'opérer l'enfant ou de lui donner des soins spécifiques. Quand l'enfant naît avec une cardiopathie ou une malformation sévère, la culpabilité parentale peut resurgir lorsqu'ils devront autoriser ou non l'opération chirurgicale vitale pour l'enfant.

***

Si l'on confronte le discours des professionnels avec l'ensemble des observations relevées par ailleurs dans ces maternités, on constate une fréquence élevée d'enfants trisomiques 21 abandonnés dans les cas suivants :

- lorsque l'annonce est faite rapidement par l'obstétricien et/ou le pédiatre,
- quand il y a séparation immédiate de la mère et de l'enfant,
- lorsque l'annonce n'est pas faite aux trois membres de la famille en même temps (père, mère et enfant),
- quand elle est faite sans véritable dialogue avec les parents, sans explications, sans proposition de soutien.

En revanche, quand les maternités sursoient volontairement à l'annonce, en permettant que les liens mère/enfant puissent s'instaurer, les décisions d'abandonner l'enfant sont moins fréquentes.

Le moment de l'annonce a son importance mais n'est pas un facteur déterminant à lui tout seul. Quelques parents ayant appris très tardivement le diagnostic de la trisomie 21 ont décidé de se séparer de leur enfant qu'ils élevaient depuis quelques semaines. Le handicap reste alors le facteur décisif de la décision parentale.

Accueil des enfants et accompagnement des familles

> « *Un travail en équipe autour de ces situations est nécessaire...*
>
> *La préparation à la sortie : on peut pour cela assurer le relais du travail de la maternité auprès des parents d'enfants handicapés, par les services et les divers professionnels qui peuvent être amenés à les aider ultérieurement...*
>
> *... indiquer toutes les éventualités envisagées, en aidant au libre choix de la famille et à l'avenir proche de l'enfant : vie en famille avec prise en charge ambulatoire, vie dans un milieu familial d'accueil, établissement d'accueil et de soins, consentement à l'adoption. L'orientation envisagée à ce moment devra s'adapter à l'évolution tant de la famille qu'à celle de l'enfant et pourra donc être réversible ou alternative...* ».
>
> Circulaire du 29 novembre 1985.

Lors des propositions d'accompagnement, les comportements des équipes de maternité auront une influence sur la décision que prendront les parents : *«une maternité sans abandon, ce n'est pas normal, c'est qu'on les influence !»* (B). Dans une maternité privée où aucun abandon n'a été constaté depuis l'arrivée d'un nouveau pédiatre, l'un des membres de l'équipe observe : *«on ignore les réactions, tout le monde doit se comporter comme habituellement»* (L).

Les prises en charge proposées aux parents par les maternités

On peut regrouper en trois catégories les solutions envisagées : rentrer à la maison avec son enfant, prendre du temps pour réfléchir et le placer dans une pouponnière, le laisser à la maternité.
À deux exceptions près, toutes les maternités proposent à un moment donné la solution de l'abandon alors que les parents ne l'ont vraisemblablement pas évoquée. L'une d'elles se refuse de *«parler de l'abandon et on ne peut pas parler d'adoption sans parler d'abandon»* (A). Pour l'autre : *«On ne parle pas d'abandon, on leur dit qu'ils peuvent confier l'enfant en adoption, je leur propose la halte-garderie de l'hôpital pour des occasions...»* (L).
Des propositions telles que le placement en pouponnière et la rencontre avec des parents d'enfant trisomique 21 sont faites avec le désir d'aider les parents à prendre une décision, à faire un projet de vie pour l'enfant.

Le retour au domicile avec l'enfant

La garde de l'enfant par ses parents est proposée par la plupart des équipes. Deux maternités la présentent comme *«La solution»*.
* pour l'une, le choix est *«soit accompagner les parents dans le cheminement de l'attachement, soit s'ils veulent abandonner, essayer de trouver pour cet enfant un projet de vie»* (J).
* pour l'autre, *«l'état d'esprit c'est plutôt que l'enfant reste dans l'unité familiale»*. (A)

Le placement en pouponnière

Toutes les maternités l'évoquent. Les trois quarts mettent en évidence, à un moment ou à un autre de l'entretien, la nécessité pour les parents d'avoir du temps. Le placement évitera alors une décision trop hâtive ou inopportune, et permettra aux parents de découvrir leur enfant peu à peu. Pour d'autres maternités, cette solution reste peu satisfaisante car elle risque d'aller dans le sens d'un désintérêt à l'égard de l'enfant.

L'abandon de l'enfant

Un tiers des établissements rencontrés l'évoquent (K), (H), (C), (I). Cette proposition est faite tout de suite (après l'annonce en salle de travail...), ou de manière moins directe, par exemple en indiquant aux parents plusieurs alternatives : *«ne pas reconnaître l'enfant et faire un X, reconnaître l'enfant et abandonner, reconnaître et garder...»*. Comme nous le verrons, les connaissances juridiques et l'application de la loi dans ce domaine, ne sont pas sans lien avec cette proposition.

L'influence des professionnels

«Dans l'équipe, pas grand monde ne supporterait leur enfant mongolien... Quand une mère garde son enfant, c'est regardé de façon beaucoup plus bizarre que quand elle ne le garde pas (...) Il y avait une petite chinoise qui avait gardé son bébé mongolien et tout le monde la regardait comme une sainte ou une imbécile». (une assistante sociale). Pour la sage-femme de cette maternité, le comportement du personnel renforce le choix des parents : *«Tout le monde approuve avec soulagement la solution de l'abandon. Je me dis que ça a été peut-être trop induit, c'est dramatique... J'ai l'impression franche, même nette, que les parents ont une information très claire de ce qu'ils peuvent faire pour abandonner l'enfant et le placer mais pas du tout de ce qu'on peut faire pour lui s'ils le gardent».*
«J'espère qu'on induit pas quelque chose par notre propre attitude..., je pense que le personnel est pour l'abandon». Plus loin elle dira : *«mais le personnel n'influence pas la décision et propose les trois solutions»*, dit une assistante sociale (F).

Les pédiatres ont souvent des positions identiques quant à leur rôle, mais leurs convictions personnelles peuvent induire des fonctionnements différents dans les services.
Si dans une maternité, il n'y a plus d'abandon d'enfants trisomiques 21, dans l'autre il reste fréquent.
* *«Oui, nous avons du pouvoir sur leur décision, sur certaines familles fragiles, mais il faut leur laisser le temps, leur laisser un espace de réflexion. Le diagnostic de la trisomie 21 est un diagnostic médical. Après, savoir où il va vivre ? Ceci n'est pas une prescription médicale sinon le médecin usurpe la place de la famille, celle des grands-parents, celle du conseiller spirituel... L'équipe de maternité n'est pas là en situation de prescription, elle a un rôle de diagnostic, d'information, d'écoute et devra savoir passer la main, trouver des relais adéquats familiaux ou sociaux.»* (G)

* *«La décision, c'est un problème qui nous échappe, nous médecins, on nous demande un diagnostic : trisomique 21 ou non... À un moment donné, il faut qu'ils sachent ce qu'ils veulent faire. Là, c'est en fonction de leurs perception du problème, de leur philosophie, de leurs croyances, de leur religion, ils décident ou non d'abandonner»* énonce un pédiatre de maternité. *«De toute façon, les parents ne peuvent que le vivre mal, le garder chez eux, ce n'est pas bon, l'abandonner ce n'est pas bon, le mettre en institution non plus, alors ?»* (K).

L'accompagnement des familles en maternité

Le malaise des équipes va renforcer l'isolement des parents, en particulier celui des mères. Peu de personnes osent leur parler et demander des nouvelles du bébé : *«l'accompagnement, c'est la femme de ménage qui le fait ; c'est elle qui passe le plus de temps dans la chambre de la mère... Chez nous, je dirai qu'on va y passer plus de temps dans ces chambres-là que dans les autres»* (un obstétricien, J).
Des maternités, volontairement ou non, souvent débordées par la charge de travail, ne consacrent pas ce temps minimum à un début d'accompagnement.

L'information sur le développement de l'enfant et ses potentialités n'est pas toujours donnée. La proposition de remettre aux parents des adresses d'associations n'est pas toujours bien perçue : plusieurs pédiatres estiment qu'il s'agit là d'une façon de se décharger, de «se débarrasser de ces parents». De même plusieurs assistantes sociales rencontrées estiment que cette période passée à la maternité n'est pas le moment pour fournir toutes les informations nécessaires aux parents : *«il y a un temps pour chaque chose»* (C) (G).
Lorsqu'il y a un psychologue dans la maternité, un soutien est proposé aux parents, quelle que soit la décision de la famille. Dans la pratique, cet accompagnement concerne essentiellement les parents qui ont gardé leur enfant. Les autres se retrouvent seuls, une fois qu'ils ont laissé l'enfant à la maternité ou qu'ils ont formellement remis l'enfant et donné leur consentement à son d'adoption.

Lorsque les mères gardent leur enfant

La plupart des maternités connaissent les informations et les aides qui peuvent être proposées aux parents.
«J'aborde rapidement les problèmes de dépression qui risque d'arriver, ce

qui est normal après chaque accouchement. On les met en relation avec le Dr. Réthoré, ils peuvent bien sûr revenir me voir mais il vaut mieux éviter qu'il y ait plusieurs intervenants. Je ne leur donne pas tout de suite le nom d'associations pour ne pas les mettre dans un ghetto, et il ne faut pas tout faire d'emblée». (L)
«Quand elle garde l'enfant, tout le monde va s'occuper..., on propose des livres, des contacts avec des parents d'enfant trisomique, on parle d'associations». (D)
«Si en tant que service social, on s'occupe de l'immédiat, on a aussi cette réflexion pour l'après. Je vais les voir comme d'autres mères. Ces parents ont tous besoin de suivi et d'aide, on leur parle du CAMSP, il ne faut pas les lâcher dans la nature, il faut leur donner des références, qu'ils n'hésitent pas à revenir nous voir et nous poser des questions». (E).

Certaines équipes conscientes des difficultés et de la solitude auxquelles ces parents vont être confrontés, désireraient que le temps de séjour des mères en maternité soit prolongé. Une seule maternité publique le propose de manière systématique aux parents (E). Elles constatent que les parents doivent «assimiler» de nombreuses informations en quelques jours, et qu'ils sont à la recherche de solutions intermédiaires avant de reprendre leur enfant.
Quelques maternités participent activement à l'organisation du retour au domicile de la mère et de l'enfant (liens avec la PMI, avec la puéricultrice de secteur, avec les structures spécialisées, CAMPS...). S'il y a rencontre avec les associations (UNAPEI, GEIST...), ces relations auront lieu beaucoup plus tard. Dans la période qui suit la révélation de la trisomie, les parents se replient et ne peuvent entendre la «douleur surmontée» des autres parents.

En cas d'abandon

Pendant le séjour, les femmes qui ne gardent pas leur enfant ou ne veulent pas le voir sont dirigées vers un service de chirurgie, ou de gynécologie. D'une manière générale, les mères qui décident de laisser l'enfant ne restent pas longtemps à la maternité, elles font parfois l'objet de rejet de la part de l'équipe. D'autres maternités s'attachent à déculpabiliser les parents, à réfléchir à leur décision et à mettre en valeur le côté positif d'un choix apparenté, non à un «abandon» mais à une adoption potentielle.
«On les met toujours en contact avec Emmanuel, c'est une association extraordinaire, pour eux, l'enfant aura des parents, il ne va pas aller dans un centre puis dans un autre». (I).
«Il ne s'agit pas d'un abandon, c'est une manière honorable de gommer pour eux... ils savent qu'il y aura des gens pour s'occuper de lui et ils s'appliquent à oublier..., mais certains culpabilisent et pensent que si des parents adoptent un trisomique 21 et s'en occupent, pourquoi pas eux ?»(H).

Quel regard sur l'enfant laissé à la maternité ?

On peut se demander si la manière dont le personnel investit le bébé trisomique 21 n'aura pas une influence sur le regard porté ultérieurement sur lui.
«Elles s'occupent différemment des autres enfants abandonnés. L'enfant est complètement investi, avec des câlins, des baisers, alors que l'enfant trisomique est... pas rejeté, mais elles ne compensent pas» (une psychologue, A).
«Dans la nurserie, il y a des passages, souvent on me demande par rapport aux enfants abandonnés, quelles bonnes raisons avait la mère pour ce geste. Mais là, avec un enfant trisomique, il y a une bonne raison et on ne la demande pas, cela paraît clair à tout le monde (l'assistante sociale, C).

Qui recueille l'enfant trisomique 21 abandonné ?

Il s'agit, à la fois, de question d'usage et d'existence d'un réseau de personnes connaissant bien le fonctionnement des associations. Les maternités privées, en majorité, choisissent les oeuvres privées d'adoption (4/6). Certains parents remettent l'enfant à une oeuvre privée, ils ne supportent pas l'idée que celui-ci puisse rester en institution à la DASS. Les maternités publiques confient essentiellement les enfants à l'ASE (6/7) mais peuvent mettre les parents en contact avec les oeuvres privées s'ils en font la demande. Une pédiatre de maternité s'inquiète car : *«le problème des abandons dans le service public, c'est que théoriquement on n'a pas le droit de proposer une association à une famille* (N.D.A. : ceci est erroné)*, on ne travaille jamais avec les associations, les mères demandent toujours ce que va devenir l'enfant et là, la réponse n'est pas facile parce qu'il n'y a pas beaucoup d'adoptés parmi les trisomiques et on ne peut pas leur cacher la vérité»* (D).

Les réactions familiales

Les parents ont rarement une opinion tranchée concernant la décision à prendre. La réalité de cette naissance les met dans un état de sidération qui les rend sourds à tout message.

Ce que les parents entendent ou pensent entendre

Des distorsions importantes existent tant au niveau de l'annonce qu'au niveau de l'accompagnement entre ce qui a pu être dit et ce qui a été entendu.

* *«Une maman maghrébine m'a dit après la sortie de maternité qu'elle nous en voulait de lui avoir proposé l'abandon. Et moi ça m'a fait beaucoup réfléchir parce que je n'ai pas eu cette notion-là. Je veux dire, je crois même que j'avais été présente pour aller annoncer le handicap, et je tente de me rappeler les termes des entretiens, je me souviens qu'il a été proposé toutes les possibilités mais que cette femme n'avait retenu que l'histoire de l'abandon. Vous vous rendez compte, vous m'avez proposé à moi d'abandonner la chair de ma chair... J'avoue que ça m'avait...»* (une sage-femme, C)

* *«Une mère se souvenait qu'on lui avait dit brusquement : vous devez prendre une décision, vous avez trois jours ! Et cette mère avait compris qu'on lui demandait de le tuer. L'enfant est parti dans une oeuvre privée, la mère était complètement perdue... Elle l'a récupéré par la suite..»* (Un pédiatre de pouponnière).

«Quand ils entendent : vous avez trois jours pour le déclarer, ils comprennent généralement trois jours pour l'abandonner». (Une responsable de pouponnière)

Le rôle du père et celui des autres membres de la famille

Il est évoqué à la fois au moment de l'annonce et lors du choix pour l'avenir de l'enfant. Confronté à ses propres incertitudes et défaillances, le père est souvent amené à cacher ses émotions. Son rôle est souvent celui de médiateur entre la mère et l'équipe médicale. Selon les équipes, les mères sont généralement plus tentées de repartir avec le bébé et les pères demandent plutôt l'abandon ou le placement en pouponnière.

Deux maternités évoquent le cas de pères médecins qui ont fait, eux-mêmes l'annonce à leur femme : *«Je ne veux pas que ma femme voit cet enfant, vous me laissez faire»*, pour l'un et pour l'autre la sage-femme se souvient : *«Elle va vouloir le garder, c'était son angoisse»*.

«Elle parlait peu, pleurait, lui était là avec des lunettes noires à côté d'elle, ne disant pas un mot et je sentais une hostilité parce que lui n'en voulait pas, il était allé le voir mais elle restait sur la même position : c'était verrouillé, et cependant on m'a dit qu'il était allé lui dire au revoir... Même les grands-parents étaient venus et avaient voulu forcer la porte pour voir le bébé, la grand-mère voulait le prendre en charge. C'était dramatique. Ils ont laissé tout le matériel, les vêtements, même les épingles de sûreté» (B).

Le retour au domicile familial

Que dire aux autres membres de la famille, frères et soeurs, grands-parents, qui attendaient cette naissance ? Comment cette information sera-t-elle aménagée ?

Les parents annoncent soit le décès à la naissance du bébé, soit une grave maladie nécessitant son hospitalisation... Très ébranlés, ils vont devoir faire face à d'autres questions de la part de leur entourage - «Comment cela est-il arrivé ? Comment est-ce possible ?» - et se replieront sur eux-mêmes, la plupart du temps figés dans leur décision : dire à la parentèle que le bébé est mort les empêche psychologiquement de revenir sur leur décision. Que vont-ils devenir avec ce bébé mort, sans sépulture ? En outre, dire que le bébé est mort va renforcer les sentiments de culpabilité des parents, s'il vient réellement à décéder.

À qui peuvent-ils alors parler des sentiments contradictoires qui les animent ? Dans ce temps de confusion qui suit l'annonce et où tous sont déstabilisés, parents et soignants, le choix de laisser l'enfant à la maternité est-il entendu comme une solution provisoire ou définitive ?

«Des parents changent de vie, ils font comme si l'accouchement n'avait pas existé». C'était l'effacement, l'annulation de tout, ils partaient ailleurs, le père laissait son métier, ça s'est décidé si rapidement qu'on ne pouvait rien mobiliser» dit une psychologue (B).
«C'est le genre d'événement qui soude un couple ou le fait éclater. Il n'y a pas d'intermédiaire... Il faut qu'ils acceptent tous les deux ou qu'ils refusent tous les deux complètement. S'il y en a un d'un côté et l'autre de l'autre, ça je crois que c'est irrattrapable. Le couple se sépare, enfin éclate. Alors d'en parler beaucoup avant, ça peut aider mais pas tant que ça... La décision, on l'envisage avec son mental mais quand on vit le drame, c'est ses tripes qui sortent là. Tes tripes qui disent non, qui disent si, qui disent je le garde, je le tue...» une sage-femme (C).

Il arrive que des parents déménagent, changent de quartier, de ville. Les mères ne reviennent pas pour un nouvel accouchement dans la maternité où elles ont confié leur enfant : *«Ça nous est arrivé une fois, elle m'a rencontré dans un couloir, est tombée en larmes dans mes bras et m'a dit : vous savez, je ne sais pas si je le regrette, si je regrette ce que j'ai fait»*(M).

Des parents, accompagnés par la famille, par des soignants, par des travailleurs sociaux, rétractent leur décision d'abandon mais demandent du temps pour découvrir leur enfant, apprendre à s'occuper de lui. Une pouponnière différente de celle qui avait reçu l'enfant après la maternité, l'accueillera avec sa famille. Les parents ne porteront pas le stigmate de cette première décision aux yeux de l'équipe qui prendra en charge le bébé.

L'accueil en pouponnière

Les pouponnières prennent en charge des enfants de moins de 3 ans que les familles ne peuvent accueillir. Parmi les enfants trisomiques 21 ainsi pris en charge, quelques uns (non abandonnés) sont confiés par leurs parents pour des raisons de santé, la moitié au moins sont des bébés abandonnés remis en vue d'adoption (les 3/4 dans l'une d'elles), d'autres sont placés par des parents encore indécis.

Les équipes recherchent dès l'arrivée de l'enfant l'orientation la mieux adaptée. Ce séjour va faire partie de l'histoire de l'enfant. Un projet de vie est fait pour lui ; les parents y sont associés s'ils sont présents et s'ils le souhaitent. Ce temps de séjour à la pouponnière sera à la fois un temps de «réparation» et un temps de «construction» nécessaire pour le développement de l'enfant.

«Notre rôle est la réparation, il faut des professionnels solides pour cheminer avec les parents blessés, et pour que l'enfant puisse trouver sa place. L'équipe est le relais avec les parents, la psychologue avec les parents, l'auxiliaire avec l'enfant. Elle tient les parents au courant des progrès de l'enfant, leur montre les gestes quotidiens, donner le biberon, changer l'enfant, le regarder.»

L'évolution des abandons selon les équipes des pouponnières

D'après les 4 pouponnières étudiées, il y a 20 ans, il n'y avait pas d'abandon formel d'enfant trisomique, et dans les années 1980, cette possibilité était rarement proposée en maternité. Toutes observent une augmentation du nombre d'enfants trisomiques 21 ainsi confiés depuis 1985-86. La pouponnière (X) accueille le premier enfant trisomique en 1982, en 1992, il y en a 10 enfants trisomiques 21 (6 remis en vue d'adoption, 4 placés par les parents).

Certes, il faut interpréter ces proportions avec prudence, étant donné les biais de recrutement des populations d'enfants accueillis par ces établissements (y compris les biais tenant aux lieux de naissance des enfants et de domicile des parents). Ces chiffres ne tiennent pas compte non plus des enfants (non abandonnés) non accueillis par les pouponnières mais par d'autres établissements parfois hors du département du domicile des parents.

Des évolutions se dessinent depuis quelques années, différentes selon le type de pouponnières. Les équipes reconnaissent avoir évolué dans leurs manières de travailler avec les parents : *«autrefois quand on avait à faire directement avec les parents, on parlait très souvent d'adoption mais on était ambivalent, on savait qu'ils ne seraient pas tous adoptés. C'était une consolation à bon compte»* (N.D.A. : l'adoption). Avec le développement des actions des CAMSP et des services de suite, il semblerait, selon les professionnels, que les parents sollicitent moins un accueil provisoire en pouponnière.

L'augmentation du nombre d'abandons d'enfants trisomiques 21 commencerait à se stabiliser depuis deux ou trois ans. Ce phénomène serait-il lié à un nouveau discours tenu par certaines maternités qui ne proposeraient plus aux parents la loi du «tout ou rien» mais les inciteraient à prendre du temps pour réfléchir. Ceci mériterait d'être vérifié car il s'agit de constat effectué dans le secteur public uniquement. Néanmoins, il y a lieu de penser que les instructions de la circulaire de 1985 et les formations reçues par les professionnels ont vraisemblablement joué un rôle dans ces évolutions.

Les prises en charge par les pouponnières

À propos de l'annonce et des propositions de prise en charge faites en maternité, les 4 équipes des pouponnières font état du discours des parents. Certains parents n'auraient retenu que deux solutions : *«C'est soit vous le gardez soit, vous l'abandonnez,... et puis tout de suite»*.

«Quand ils arrivent à la pouponnière, l'annonce de la trisomie 21 a déjà été

faite... on récolte les conséquences,.. .la façon dont le handicap a été révélé et les solutions que l'on a proposées aux parents... C'est vrai que nous voyons arriver plutôt les parents qui n'ont pas été soutenus par les équipes des maternités...»
«Ces parents nous ont expliqué que la maternité les avait adressés à l'ASE. Il semblerait qu'ils aient été reçus par un collègue qui leur a dit : voilà, la loi propose soit l'abandon soit vous prenez votre enfant et rentrez chez vous... Ça c'est fait très vite dans les 48 heures et les parents ont décidé l'abandon de l'enfant qui est parti dans une pouponnière ; la mère n'avait pas quitté la maternité. Peu après, nous avons reçu un appel téléphonique d'un Mr. O. qui cherchait l'enfant A. Il ne savait pas où était son enfant et téléphonait partout, faisait le tour des pouponnières. Il disait que c'était intolérable. Il ne savait pas qu'il y avait la solution de placer l'enfant pendant quelque temps».(M)

Les principales remarques des personnes rencontrées ont porté sur les points suivants : la rotation du personnel dans le secteur privé, les séparations mère-enfant dès la naissance, les transferts néonataux lors de la demande de caryotype, les informations erronées ou incomplètes données aux parents, le sentiment de nombreux parents d'avoir été dépossédés de leurs responsabilités dans la prise de décision, les incitations à l'abandon en cas de cardiopathie («cet enfant va décéder très vite, il vaut mieux le laisser...»).
C'est surtout la méconnaissance de la circulaire de 1985 *«Les services hospitaliers ont forcément entendu parler de la circulaire, alors que les cliniques privées, lorsqu'on en parle, elles prennent la mouche...»*(W), le manque de réflexion par rapport à l'annonce et l'accompagnement des parents qui a été mis en évidence lors de ces entretiens :
* *«Pouvoir parler, mettre des mots sur les gestes, .. ce sont les mêmes choses qui se passent, qu'il y ait ou non abandon : prévenir la famille, dire aux frères et soeurs. Des lieux comme les nôtres sont des lieux d'attente, des lieux où l'on peut prendre le temps de réfléchir, de parler. Il faut du temps pour comprendre ce qui se passe, pour faire un travail avec les parents et*

des lieux où l'on peut prendre le temps de réfléchir, de parler. Il faut du temps pour comprendre ce qui se passe, pour faire un travail avec les parents et l'enfant, autant pour la séparation, que pour le rapprochement. L'expérience montre que l'on peut cheminer avec ces parents, on peut faire un travail pour que l'enfant trouve sa place chez lui, il faut parfois deux, trois ans, parfois plus.» (X)

* *«Nous pouvons accueillir mais pas toujours donner les soins spécifiques... actuellement nous n'avons plus de psychomotricienne..., les auxiliaires de puériculture qui s'occupent des enfants se retrouvent dans la position de parents avec cet enfant trisomique, elles suivent son évolution et s'il ne progresse pas, elles sont démunies... Les crèches sont débordées, on ne peut pas refuser mais on ne peut pas les mettre tous en crèche, ce sont toujours les mêmes crèches qui les accueillent».* (Y)

Les pouponnières sont unanimes pour constater que les parents d'enfants trisomiques devraient être plus aidés dès le séjour en maternité (psychologues non suffisamment sollicités, manque de postes), mais aussi et surtout après, lorsque l'enfant retourne auprès de ses parents. De même, les équipes reconnaissent la difficulté d'un tel accompagnement, lors du séjour de l'enfant à la pouponnière et ultérieurement, malgré l'importance des formations qui se sont développées depuis plusieurs années[5]. La situation parisienne est toujours présentée comme déficitaire : les structures de la petite enfance accueillent peu d'enfants trisomiques 21 âgés de 3 ans et plus.

Quittant la pouponnière, l'enfant trisomique 21 ira soit vers un placement familial (qu'il s'agisse d'un enfant pupille de l'État, ou d'un enfant que les parents ne peuvent encore accueillir), soit il sera adopté, généralement par l'intermédiaire d'une oeuvre privée, à moins qu'il ne soit repris par ses parents.

---

[5] notamment celles de l'Assistance Educative et Recherches (A.E.R.) de l'Association Nationale des Communautés Educatives (ANCE).

La loi et les pratiques institutionnelles

Les déclarations de naissance doivent être faites dans les trois jours de l'accouchement, à l'officier d'état civil de la mairie du lieu de naissance (articles 55 et suiv. du Code Civil, voir Annexe IX) Le délai maximum autorisé par la loi pour la déclaration de naissance est de cinq jours (s'il y a un week-end).

Chaque jour à Paris, dans certains hôpitaux les officiers d'état civil se déplacent à la maternité et passent au chevet des mères pour enregistrer les déclarations de naissance. Ils recueillent généralement verbalement la reconnaissance de l'enfant par le(s) parent(s) naturel(s) et ensuite ces parents iront à la mairie du lieu de naissance de l'enfant. À ce moment, l'enfant sera porté sur le registre de l'état civil. Pour les couples mariés, le livret de famille (ou un extrait d'acte de mariage) atteste qu'ils sont mariés. *L'enfant ayant une filiation légitime n'a pas besoin d'être reconnu.* En même temps que la déclaration de naissance à la mairie, il sera inscrit sur le livret de famille. Pour les couples non mariés, l'enfant sera reconnu par son ou ses deux parents et sera également inscrit sur le livret defamille[6]. Si cette démarche n'est pas faiteparce que l'officier d'état civil ne passe pas régulièrement dans la maternité, c'est le père ou toute autre personne qui, en possession du certificat d'accouchement fourni par la maternité, ira à la mairie du lieu de naissance pour déclarer l'enfant.

Toutes les mères d'enfants trisomiques 21 pour lesquels il y a eu découverte du handicap à la naissance avaient accouché sous leur identité. Ces enfants, nés sans la trisomie, auraient tous eu une filiation connue et établie : légitime si nés de parents mariés, naturelle si nés de couples non

---

[6] Le nom patronymique de l'enfant est celui du premier parent qui l'aura reconnu ou celui du père en cas de reconnaissance simultanée.

mariés.
Rappelons qu'en cas d'abandon, les deux seules possibilités légales sont les suivantes : les parents non mariés peuvent ne pas reconnaître l'enfant - sa filiation est connue mais non établie (art. 61-1 du CFAS), et les parents mariés déclarent l'enfant puis le remettent formellement à l'ASE ou à une oeuvre privée : ils signent un acte de remise avec consentement à l'adoption, en demandant ou non le secret de l'état civil (art. 61-2 et 61-3 du CFAS)[7]. Il en est de même pour le(s) parent(s) non marié(s) qui avaient déclaré la naissance de leur enfant et l'avaient reconnu à la mairie. Dans toutes ces situations, les parents peuvent toujours revenir sur leur décision et reprendre l'enfant dans le délai légal de rétractation et au-delà jusqu'à son placement en vue d'adoption.

Comme nous l'avons indiqué dans la première partie de la recherche, six enfants sur dix n'ont pas été confiés selon la procédure légale. Pour la majorité d'entre eux, le secret de la naissance a été demandé rétroactivement puisque les maternités ont fait des déclarations «sous X». La moitié des maternités que nous avons rencontrées nous ont fait part de leur habitude de «faire un X» et mentionnent cette procédure aux parents comme l'une des possibilités pour laisser l'enfant à la maternité.
Seules quatre maternités dont trois publiques, se refusent totalement à cette pratique, une autre maternité publique n'y est pas favorable non plus.
«Il y a longtemps qu'on ne se sert plus de l'argument des trois jours pour déclarer l'enfant (N.D.A. : déclarer ou abandonner). *On fait signer un formulaire de consentement à l'adoption. Les enfants sont déclarés tout de suite ici, car l'officier d'état civil passe tous les matins. Mais c'est différent d'un arrondissement à l'autre...»* (G).

---

[7] en cas de demande de secret, un nouvel acte de naissance sera établi sans mention de la filiation de l'enfant et avec indication d'un lieu de naissance souvent différent du lieu réel (pratique courante des services de l'ASE).

La justification donnée à cet usage, ne correspond pas à la loi, ni dans son esprit, ni dans sa lettre. Elle est toujours résumée en ces mots : *«SIMPLIFICATION DES PROCÉDURES»*. Or l'abandon d'un enfant est un acte complexe ayant des implications psychologiques considérables tant pour les parents que pour la famille et l'enfant. Il ne peut être réduit à des éléments matériels et administratifs. Il est vrai cependant que des démarches administratives sont nécessaires, s'ajoutant au désarroi et à la souffrance de ces parents :

L'inscription de l'enfant sur le livret de famille

Si cet enfant remis à l'ASE ou à une oeuvre est adopté plénièrement, son acte de naissance d'origine sera annulé (l'adoption rompt la première filiation), mais l'inscription sur le livret de famille des parents de naissance (mariés ou non) ne disparaît pas pour autant. Ceci est valable dans toutes les situations d'abandon d'enfants. Il n'y a pas de recoupement avec le livret de famille de ses parents de naissance, le nouvel acte de naissance de l'enfant adopté étant établi indépendamment.
Il semble que des travailleurs sociaux de maternités ou des services de l'ASE conseillent aux parents qui avaient déclaré la naissance au service de l'état civil et qui ont remis formellement leur enfant de déclarer leur livret de famille «perdu» et d'en faire établir un duplicata : les parents joindront copie de l'état civil de leur(s) enfant(s)s déjà né(s) et omettront la dernière naissance, celle de l'enfant trisomique 21 remis en vue d'adoption. Cette pratique, dont on ne mesure pas l'impact, n'est pas sans nous interroger.

* *«Remis sous X, l'enfant ne sera pas inscrit sur le livret de famille».*
* *«Bien sûr, ce n'est pas la loi. Il y a un accord tacite avec la surveillante et l'assistante sociale pour l'X. On retarde la déclaration de naissance, car il faut savoir que généralement l'officier d'état civil vient vite. Mais on est clair avec les parents, on parle toujours des trois mois de rétractation... Il ne faudrait pas l'inscrire tout de suite sur le livret de famille, cela rajoute des*

souffrances aux parents. Et après, effacer l'enfant quand on l'a laissé à la maternité, ***c'est le faire disparaître une deuxième fois*** (N.D.A. : c'est nous qui soulignons). *Il faudrait que les organismes sociaux, politiques fassent quelque chose pour que ces gens n'aient pas de paperasseries à faire».* (L)

* *«On essaie de le dire* (N.D.A. : l'annonce) *avant trois jours, déjà pour que le père ne se précipite pas pour faire la déclaration. On attend des fois cinq jours. C'est arrivé une fois»,* raconte cette sage-femme, *«ils n'avaient pas été prévenus, le père avait été à la mairie avec les papiers. Une fois qu'ils ont appris pour l'enfant, ils n'en ont plus voulu et ça a posé des problèmes».* (M).

* *«Cette mère était mariée, quand la décision a été évidente, on a déchiré l'admission et fait une entrée sous X... On a bien expliqué aux parents, oui, bien sûr il y avait la possibilité pour eux d'aller signer des papiers, mais sur le plan administratif, c'était plus simple.»* (E)

L'absence de déclaration de naissance de l'enfant légitime («X rétroactif»)

Une conséquence inattendue pour les parents mariés qui reviennent sur leur décision d'abandon de l'enfant : dans ce cas, une formalité administrative au service de l'état civil ne suffit pas pour établir une filiation légitime. Pour l'établir, les parents devront entamer une procédure judiciaire auprès du Tribunal de Grande Instance (TGI) et obtenir un jugement. En revanche, pour les parents non mariés, la reconnaissance de l'enfant pourra être effectuée par une simple démarche à l'état civil. Elle sera mentionnée en marge de l'acte de naissance de l'enfant.

La question du congé-maternité et des prestations familiales

* en cas d'accouchement secret, les mères quittent la maternité, l'enfant est pris en charge par l'ASE ; elles ne peuvent pas prendre leur congé de maternité (autre conséquence dommageable de «l'X rétroactif»).

* si les mères ont déclaré l'enfant et l'ont remis formellement, elles peuvent prendre la totalité de leur congé (après envoi du volet 13 du certificat d'accouchement, document administratif à la sécurité sociale). Généralement, il est proposé aux mères de le transformer en arrêt de travail (pourquoi ?).

Pour percevoir les prestations familiales versées par la Caisse d'Allocations Familiales, la mère doit envoyer le certificat de santé du huitième jour. Sans ce document, les prestations s'arrêtent automatiquement : *«Si la mère repart sans l'enfant, les prestations familiales s'arrêtent...»*. En cas de découverte tardive de la trisomie 21, lorsque l'enfant est remis à l'ASE, les parents sont déjà allocataires. Ce sont les services de l'ASE qui font les démarches nécessaires auprès de la CAF en mentionnant seulement que l'enfant est à la charge de l'ASE.

L'utilisation de cette procédure de «l'accouchement secret» ressemble pour certaines maternités à un passage à l'acte. Telle maternité déclarant que l'X est refait plus ou moins dans la confusion : *«on fait un passage sous X avec l'enfant à trois prénoms»* (C), telle autre indique : *«il n'y a pas d'X, sauf quand la situation est complètement folle»*. (F).

«L'histoire de l'X, mettre l'enfant sous trois prénoms», dit un pédiatre, *«c'était souvent la demande du service : vite, vite, il fallait tout changer, enlever le nom de la femme qui devient Madame X. Oui, faire très vite et les parents n'avaient pas le temps de se retourner, à la limite même, ils n'étaient pas informés que l'enfant pouvait porter quand même leur nom... Si à ce moment là on pouvait calmer tout le monde, discuter, mais quand ça se passe le week-end ou la nuit, ça se fait très vite»*.

«Depuis quelques années maintenant, l'abandon est travaillé en lien avec les services de l'ASE pour aider les couples. Il faut un interlocuteur qui ne soit pas de la maternité». (D)

Les procédures administratives sont, comme nous l'avons déjà dit, souvent mal connues, d'où les conséquences désastreuses pour les enfants et les parents. Le cas d'un établissement privé paraît unique parmi les maternités rencontrées. Dans ce lieu, il est reconnu que : 1) *«les trois jours c'est beaucoup trop rapide»*, 2) *«c'est catastrophique ces déclarations sous X, on fait comme si ça n'avait pas existé»* (la psychologue qui n'a qu'une vacation d'une demi-journée par semaine pour voir uniquement les mères, pas les bébés). Pourtant les explications de l'assistante sociale restent floues quant aux procédures administratives utilisées. De plus, l'un des médecins était convaincu de l'impossibilité pour les parents de revenir sur leur décision en cas d'accouchement sous X. Dans cette maternité, force est de constater le nombre important d'abandons d'enfants trisomiques et l'absence de rétractation de la part des parents.

Nous avons essayé de relier ce qui a été dit à propos du handicap et des solutions proposées aux parents avec les pratiques administratives de recueil de l'enfant en vue d'adoption. Dans le tableau 14, nous avons indiqué en colonnes l'absence ou l'existence d'une réflexion des équipes (formation, séminaires...) et en lignes les propositions faites aux parents (les suggestions principales reflétant les convictions des membres de l'équipe).
Lorsqu'il y a eu un travail de réflexion à propos du handicap et de l'annonce, les propositions d'accueil et d'accompagnement sont faites avec neutralité (toutes les solutions sont envisagées avec les parents), il y a peu ou moins de consentements en vue d'adoption. Lorsqu'il n'y a pas de réflexion systématique de l'équipe, quand l'annonce n'a pas été travaillée, il est proposé rapidement aux parents de «refaire un X» et la solution privilégiée est de laisser le bébé ; dans ces maternités, le nombre des enfants trisomiques confiés a été en augmentation entre 1985 et 1989.

Tableau 14 : Équipe de maternité
Convictions personnelles, réflexions par rapport au handicap et propositions aux parents

CONVICTIONS PROPOSITIONS	RÉFLEXIONS / HANDICAP	
	NON	OUI
neutres (15 ab.)	E : 1 ab (X) cohérence équipe	F : 1 ab (PV) G : 3 ab (X, non X, PV) ↘ B : 4 ab (2 non X, 2 PV) ↘ L : 6 ab (5X, 1 PV) ↘
garder bébé (4 ab.)	A :3 ab (X, non X, PV) ↘	J : 1 ab (non X), rétractation
ambivalence (9 ab.)	M : 9 ab (6 X, 3 PV) ↗	
abandon (33 ab.)	I : 3 ab (1 X, 2 PV) ↗ C : 5 ab (2 X, 3 non X) ↗ H : 7 ab (6 X, 1 PV) ↗ K : 9 ab (non X et X) ↗ D : 9 ab (4 X, 3 non X, 2 PV) ↗	

Notes au tableau 14 : les flèches ↗ ↘ indiquent l'évolution des abandons depuis 1985 ou à partir de changements dans le personnel de la maternité.
PV : procès-verbal de remise de l'enfant et signature du consentement en vue d'adoption (art. art. 61-2 du CFAS)
X : maternité secrète proposée rétroactivement.
non X : filiation connue mais non établie, l'enfant n'a pas été reconnu à l'état civil (art. 61-1 du CFAS).

Dans moins de la moitié des maternités rencontrées, les équipes ont pensé l'annonce du handicap et/ou l'accompagnement des parents. Les propositions de prises en charge ultérieures de l'enfant sont alors faites avec neutralité. Dans une maternité, les pratiques de l'équipe sont ambivalentes quant à l'abandon ou au désir de voir les parents garder leur enfant.

Peu de maternités proposent aux parents une orientation claire pour l'enfant. Dans ces lieux, on constate qu'il y a peu ou pas de consentement en vue d'adoption.

Il semble que la solution de «laisser» l'enfant en vue de son adoption soit proposée avec plus d'insistance dans le secteur privé. Mais ceci est sans doute à mettre en relation avec le fait que le personnel médical et soignant est plus nombreux et moins stable, qu'il y a peu de poste de psychologue (même vacataire), et que des liens entre certains intervenants médicaux ou sociaux existent avec des oeuvres d'adoption.

Ne pas agir conformément à la loi n'est pas forcément contradictoire avec la connaissance de celle-ci. Le fait que des maternités pratiquent l'X de manière rétroactive ne les empêche pas de donner une information exacte aux parents quant aux propositions d'accueil de l'enfant et aux conséquences de leur décision. Dans ces maternités, il n'y a pas forcément plus d'*abandon.*

En revanche la méconnaissance de la loi, va très souvent de pair avec des situations non maîtrisées, et des pratiques fâcheuses.

Abandon et trisomie 21 : les facteurs en cause

«Les bébés ont intérêt à être à la hauteur de ce que vont demander les parents ; aujourd'hui tous les adoptants demandent : est-ce qu'il a un développement psychomoteur normal... surtout les classes supérieures, et la plupart de ces candidats appartiennent à la classe moyenne et supérieure, ...ils ne supportent pas l'idée d'un enfant déficient. Pour l'abandon des trisomiques, c'est pareil. Nous avons eu un cas de parents qui ont abandonné un enfant trisomique, et après ils ont postulé pour une adoption» (un pédiatre de pouponnière).

Rappelons brièvement les hypothèses concernant les facteurs en jeu dans l'abandon d'enfants trisomiques 21. La trisomie 21 serait la cause directe de l'abandon. Les pratiques des professionnels influeraient sur les décisions parentales en interaction avec d'autres variables. Ces éléments sont corrélés avec les résultats chiffrés de la première partie qui font état d'une forte représentation des milieux sociaux favorisés parmi les parents de ces enfants trisomiques 21 confiés. Par ailleurs, les analyses des entretiens en maternités et en pouponnières indiquent combien est crucial le facteur «temps» dans les choix qui seront faits par les parents.

La nature du handicap

Pour certaines maternités, seul le handicap TRISOMIE 21 est en cause dans la décision parentale. Leur discours souligne l'importance du diagnostic anténatal. Un pédiatre tient à souligner qu'une attitude particulièrement accueillante à la maternité ne règle pas, pour autant, le problème de rejet envers la trisomie. Nous avons observé dans ces lieux une forte proportion d'abandons d'enfants trisomiques 21.
«C'était une mère qui attendait un premier enfant après un long traitement de stérilité. Quand ils ont vu qu'il y avait eu toutes ces mesures de prévention toute cette médicalisation pour aboutir à un enfant trisomique, ils ont dit «Non, on n'en veut pas. On voulait un enfant mais un comme ça, c'est pas possible».
Rappelons les propos d'une sage-femme, *«si ça m'arrive, je le tue !»*, et ceux de deux psychologues de maternité :
* *«Dans l'équipe, pas grand monde ne supporterait un enfant mongolien..., personne ne se sent prêt dans cette société (...). Près de neuf parents sur dix formulent des demandes d'intervention sur l'enfant»*.
* *«On est dans une systématisation de l'enfant parfait... Mongolien, ils savent que ça se voit sur le faciès... C'est l'inconnu qui leur fait peur... C'est parce que ça se voit...»*.

> *«Le recours fréquent au diagnostic prénatal ne va-t-il pas renforcer le phénomène de rejet social des sujets considérés comme anormaux et rendre encore plus intolérable la moindre anomalie du foetus et de l'enfant ?»*. L'avis du Comité National d'Éthique du 13 mai 1985 souligne le risque de non acceptation sociale des enfants porteurs de handicap(s).

Les attitudes des professionnels de maternité

Plusieurs équipes reconnaissent le rôle déterminant de leurs pratiques sur les décisions parentales, qu'il s'agisse d'une «incitation» à laisser l'enfant en maternité ou non.

* *«Moi, j'ai eu le sentiment que dans les cas d'abandon l'annonce avait été très rapide». «Une annonce immédiate soulage l'équipe d'une tension extrême». «Il y a quand même des attitudes assez directives... des familles qui ont été amenées à confier l'enfant à une institution par l'attitude de l'équipe : tout le monde leur disait que c'était impensable qu'ils le gardent chez eux».*

Dans ces maternités, on constate un taux relativement élevé d'abandon.

* À l'opposé, dans deux maternités qui estiment que les modalités de l'annonce peuvent être décisives sur le choix, on a constaté un faible taux d'abandon.

Dans l'un de ces établissements, on peut se demander si la façon dont s'effectue l'annonce n'a pas une influence directe. Souvent, en effet, le handicap n'est révélé que quelques jours après la naissance. Ce laps de temps, présenté comme nécessaire à la confirmation du diagnostic, n'est-il pas un espace laissé pour que s'instaurent des liens entre l'enfant et sa mère. Il apparaît clairement que c'est le handicap qui influerait tout d'abord sur la décision, mais il est possible ensuite de «jouer» sur les modalités de l'annonce. Celle-ci est alors différée pour que les parents, n'ayant pas toujours réalisé la trisomie de leur enfant, puissent l'investir.

Dans l'autre établissement, tout est fait pour favoriser au maximum le renforcement d'un attachement mère-enfant et l'investissement de celui-ci comme un «enfant» et non pas comme un «trisomique». Mais à la différence du précédent, l'annonce a lieu plus rapidement.

La moitié des personnels médicaux et paramédicaux ont un jugement plus nuancé. Ils n'excluent pas l'incidence de l'accueil sur la décision parentale mais soulignent néanmoins l'influence déterminante de la trisomie 21, handicap mal supporté surtout depuis le développement du D.A.N.

Depuis quelques années, les pratiques de plusieurs maternités ont évolué, principalement les maternités publiques mais aussi des maternités privées dont les professionnels ont été sensibilisés au problème de la périnatalité et du handicap.
« *Il y avait une pression en salle de travail pour une annonce rapide, de suite et un retrait de l'enfant, il y avait en arrière pensée que les parents prennent une décision sur l'abandon. Je crois que ça persiste quelque part et quand on fait ça en salle de travail, c'est une catastrophe, on a vu des obstétriciens pousser sacrément à l'abandon... moi je ne pouvais rien faire après..»*.
«*On est moins maladroit depuis quelques années, on va aider les parents au maximum. Et quand on parle d'abandon, c'est parmi d'autres choses, pas l'abandon et hop ! On parle des pouponnières, de la consultation de Necker...»*.

Compte tenu des pratiques et de leur évolution au sein des maternités, il semblerait que seules les positions extrêmes favorisent une décision d'abandon ou non du bébé trisomique. En effet, les deux maternités qui, de façon délibérée - que ce soit le fruit d'une réflexion collective ou d'un choix personnel - modulent l'annonce sont des maternités où l'on constate un nombre très restreint d'abandons. À l'inverse, pour les maternités qui estiment qu'à lui seul le terme «trisomique» ou «mongolien» est déterminant, les remises d'enfants en vue d'adoption sont plus fréquentes.

Le handicap resterait la cause première du rejet de l'enfant. Toutefois, les modalités de l'annonce peuvent atténuer de façon considérable les effets directement incitateurs du handicap lui-même, mais uniquement pour les parents hésitants. Les parents fermement décidés à l'abandon, qu'ils en aient parlé auparavant ou qu'ils prennent une décision immédiate, restent imperméables aux modalités de l'annonce.
Au delà de ces deux facteurs prégnants, deux autres caractéristiques semblent également déterminantes dans la prise de décision parentale : le milieu socio-culturel des parents et le temps de l'accompagnement.

L'influence du milieu social et culturel

L'étude portant uniquement sur la situation parisienne, il n'est guère possible de faire des comparaison avec d'autres régions, hormis les Bouches du Rhône, les données étant inexistantes ou parcellaires[8]. Cependant, des personnes interviewées pensent que l'abandon des enfants trisomiques 21 est un phénomène plus urbain que rural : « *en province, les parents ont plus d'enfants, il y aura peut-être moins d'abandon qu'à Paris..* » (un pédiatre, L) ; «*Il y a vraisemblablement plus d'enfants confiés en ville et dans les agglomérations. En zone rurale, il n'y a pas de problème de logement comme à Paris, les femmes travaillent moins et gardent plus les enfants, il y a sûrement moins de difficultés d'insertion en milieu scolaire...*» (le responsable d'une association).

C'est un constat général à Paris : il existe plus d'abandons et de remises en vue d'adoption d'enfants trisomiques 21 dans les milieux favorisés. Nous avons constaté, dans la première partie de ce travail, qu'il y a plus d'abandons en maternités privées. Ces établissements fréquentés par des parents de milieu social plutôt favorisé sont aussi ceux dans lesquels les modalités de l'annonce n'ont pas donné lieu à une réflexion collective approfondie et où le personnel non préparé a été pris au dépourvu. Mais nous avons également indiqué que dans certaines maternités publiques où accouchent des mères de toutes classes sociales, les abandons d'enfants trisomiques 21 sont majoritairement le fait de parents d'origine socio-professionnelle favorisée[9].

Pour la plupart des équipes de maternités et des intervenants des pouponnières, il y a une relation directe entre abandon et classes sociales favori-

---

[8] Dans le Puy de Dôme, un quart des enfants trisomiques 21 environ sont confiés chaque année à l'ASE en vue d'un consentement en vue d'adoption (Journées Nationale des GEIST 21, FAIT, 17-19 avril 1993, p. 28.

[9] Un élément précis de réponse à la question de l'importance de la classe sociale, résiderait dans la comparaison des professions des parents d'enfants trisomiques 21, en fonction du devenir de l'enfant (séparation ou non).

sées (particulièrement les parents exerçant des professions dans le domaine de la santé et de l'enseignement) : *«Les milieux nantis abandonnent plus».*

Dans ces milieux, les familles savent que, malgré des conditions optimales d'apprentissage et des prises en charge précoces, le développement de l'enfant trisomique 21 sera limité, bien que dès la naissance le pronostic reste inconnu. Les projets de réussite élaborés par les parents par rapport à l'enfant attendu sont désormais compromis par ses limites intellectuelles, alors que pour d'autres types de handicaps, moins repérables, les familles espèrent et pensent être plus à même de favoriser le développement de leur enfant.

Dans les milieux plus simples, l'enfant est peut-être moins idéalisé et par là même mieux accepté avec ses différences et ses limites. Les parents se poseraient moins la question de l'abandon : *«L'abandon touche moins les milieux défavorisés, ils prennent les enfants tels quels...». «Des gens un peu marginaux acceptent mieux, ils ont relativisé les choses de la vie plus vite et plus tôt».*

Selon des professionnels et des responsables d'oeuvres privées d'adoption, il semblerait que la foi religieuse soit un facteur à prendre en compte sans qu'il soit possible de savoir si ce facteur est plus déterminant que le milieu social :

«Dans les milieux favorisés, lorsque les convictions religieuses sont fortes, on constate moins d'abandon : on garde l'enfant même si c'est pour démolir tout le monde dans la famille».

«La religion ne joue pas, même des familles très pratiquantes confient leur enfant» (le responsable d'une oeuvre d'adoption).

Par ailleurs, toutes les personnes interviewées indiquent la rareté de l'abandon chez les familles maghrébines et africaines, sauf parfois lorsque celles-ci se sont occidentalisées.

«En Afrique, l'enfant trisomique est un intermédiaire entre le monde des esprits et la population... c'est parfois l'esprit du grand-père qui se manifeste chez l'enfant, on n'y touche pas, l'enfant est gardé, il porte bonheur... mais quelque fois aussi il est supprimé.» (une éducatrice dans une pouponnière)

Le temps et sa perception

Le temps intervient dans la pratique de l'annonce et influe sur le vécu des différents acteurs, parents et professionnels. Le moment de l'annonce, s'il n'est pas un facteur décisif à lui seul, joue un rôle non négligeable dans le processus d'attachement. Le temps laissé à l'instauration des liens précoces entre la mère et son enfant, premiers moments durant lesquels la mère investit son bébé *«sans étiquette»*, marquent les premières interactions de façon indélébile. Certaines maternités en sont tellement convaincues qu'elles ménagent un temps de latence entre la naissance et la révélation. À l'inverse, d'autres, qui estiment qu'on ne peut *«laisser ces mamans rater leur vie, se sacrifier»*, opèrent un retrait, une mise à l'écart de l'enfant, sous un prétexte quelconque. La plupart des professionnels sont conscients de l'importance de ce temps dans la prise de décision qui s'en suivra.

Le temps est perçu différemment selon les personnes :
* pour les parents, s'il s'arrête à l'annonce du handicap - le temps de l'imaginaire est passé, les projets s'effondrent - le temps redevient bien réel lorsqu'il s'agit de déclarer la naissance de leur enfant à l'état civil (3 à 5 jours) ;
* pour les professionnels de maternité, le temps de séjour de la mère paraît soit trop court eu égard à l'importance des décisions à prendre, soit trop long, eu égard au malaise qui règne dans leurs relations avec la famille ;
* pour le personnel des pouponnières, le temps est une notion fondamentale. Il faut que les parents puissent être écoutés et accompagnés. Lorsqu'ils rétractent leur consentement à l'adoption, l'intégration de l'enfant au sein de sa famille doit se faire progressivement ;
* et que sait-on du vécu de l'enfant pendant ces moments ? Il reste le grand oublié.

Il semble impossible de prendre une décision quant à l'avenir de l'enfant aussi rapidement, dans la souffrance et sous le choc de l'annonce du handicap. Prendre tout le temps nécessaire pour être écoutés, réfléchir et s'informer est indispensable pour les parents avant de préparer un projet pour l'enfant, ce projet étant toujours susceptible d'être modifié. Le respect de la loi permet de ne pas fonctionner dans l'urgence. Le processus de cheminement et d'accompagnement par des professionnels (au delà du séjour en maternité) doit permettre de contenir les angoisses parentales, dépasser la confusion familiale, voire éviter des passages à l'acte pour lesquels l'intolérable n'a pu être mis en mots.

La circulaire de 1985 : impact et actualité

Axée essentiellement sur ce qui se passe à la maternité, c'est-à-dire dans un temps très réduit, la circulaire ministérielle énonce avec clarté les indications de base des conduites à tenir par les professionnels lors de la naissance d'un enfant avec un handicap. En revanche, s'agissant des décisions à prendre pour l'enfant et sa famille, la rédaction du paragraphe (cité page 97) peut paraître ambiguë voire contestable. Le texte lui-même de la circulaire semble inciter les personnels des maternités à proposer des solutions pour l'enfant, donc dans l'urgence. Or comme le montre notre étude, c'est exactement le contraire qu'il faudrait faire. La décision, quant à l'avenir de l'enfant ne devrait pas être prise pendant le séjour à la maternité, sauf exception. Les quelques jours passés en maternité représentent en effet un temps beaucoup trop court.

Au-delà de cette observation, il faut souligner que cette circulaire est issue d'une réflexion pionnière dans le domaine du handicap. Toutefois, élaboré il y a dix ans, le texte mériterait sans doute une actualisation tenant compte des évolutions intervenues dans les champs médical et social. Les débats relancés par la préparation d'un nouveau texte offriraient l'occasion de réactiver les pratiques professionnelles.

Conclusion générale

Souffrances, effondrement des parents, malaise des soignants, tout s'entremêle lors de l'annonce de la trisomie 21 aux parents. En dehors du choc initial, les réactions des parents sont extrêmement variées et dépendent du couple et de l'histoire de chacun. Les réactions des professionnels - après l'annonce et jusqu'à la sortie de la maternité - sont trop souvent étroitement liées à leurs propres projections face à la trisomie 21.

Si certains professionnels sont conscients des manques et du chemin qui reste à parcourir pour accompagner les familles pendant et après leur séjour en maternité, d'autres ne se posent pas vraiment la question. Peut-être est-ce la violence de la situation - naissance d'un enfant trisomique 21 - telle que ces équipes la reçoivent, qui ne leur permet pas d'avoir la distance nécessaire pour accueillir l'enfant ? Ainsi, lorsque les soignants retardent le moment de l'annonce ou mettent en avant le consentement en vue d'adoption, ne se positionnent-ils pas dans un rôle *«de prescription d'influence»* selon les propres termes employés par un pédiatre ? Malgré la circulaire de 1985, encore trop peu de professionnels appuient leur pratique sur une réflexion à partir du handicap : seules les équipes de maternité qui ont à un moment, pu l'élaborer, arrivent, tout au moins partiellement, à se dégager de ces phénomènes identificatoires et projectifs pour accéder à une tentative de neutralité. C'est dans ces maternités que l'on a constaté une diminution du nombre des abandons. On peut penser également que cette diminution est en lien avec une meilleure connaissance dans les maternités des possibilités de développement de l'enfant trisomique 21 et avec l'amélioration des réseaux de santé et de prises en charge précoces. Ceci est le fruit d'une prise de conscience de la nécessité de penser différemment l'accueil de ces naissances.

Il est important d'insister sur la nécessité d'un véritable travail d'équipe et d'une réflexion permanente. La révélation du handicap est une vérité incontournable pour l'équipe médicale qui ne peut se soustraire à la douleur des parents. L'annonce ne s'improvise pas et la manière dont le diagnostic est communiqué est déterminante. Les personnels médicaux et paramédicaux ont là un rôle fondamental ; en tant que professionnels, ils doivent avoir été sensibilisés à ces questions. L'accès à la parentalité va nécessiter un étayage spécifique dès la naissance pendant le court séjour à la maternité, de la part de l'équipe. Proposer une aide durant cette période *singulière* requiert de la part de professionnels d'avoir été formés à une écoute attentive pour tenter de décrypter la «demande» des parents et développer leurs compétences.

Le manque de temps conjugué à l'état d'esprit selon lequel *«ces naissances ne devraient plus exister»* apparaît comme la raison majeure à cette absence de réflexion de la part des professionnels. Cet état d'esprit, qui s'est répandu avec les progrès du diagnostic prénatal et de la médecine foetale, explique la progression des abandons des enfants trisomiques 21. Parmi les naissances d'enfants trisomiques 21 à Paris et dans la petite couronne, près d'un quart d'entre elles ont donné lieu à un consentement en vue d'adoption pendant la décennie étudiée.

Si, autrefois, il y a lieu de le penser, les parents confiaient plutôt leur enfant trisomique 21 à un établissement, aujourd'hui ces parents - pour la plupart de milieux favorisés - conseillés par des professionnels remettent dès sa naissance et définitivement l'enfant à la société. Comment se fera l'adaptation ultérieure de ces enfants, sachant qu'au handicap génétique s'ajoutent des complications postnatales au niveau de la santé (hospitalisations pour prématurité, cardiopathies ou autres malformations), des conséquences néfastes de la vie en collectivité et des changements de conditions de vie au cours des deux ou trois premières années ?

Abandonnés durant la dernière décennie (1980-89), environ quatre enfants trisomiques 21 sur dix ont pu trouver une famille adoptive, souvent de même milieu social que celui de leurs parents de naissance. Une proportion identique d'enfants sont élevés dans un placement familial. Adoption, famille d'accueil ? Il n'est pas dans notre propos d'analyser ces deux types de prise en charge. L'adoption inscrit l'enfant trisomique 21 dans une filiation. L'enfant trisomique 21 pupille de l'État vit généralement dans une famille d'accueil ; à sa majorité, il continuera d'être aidé par la collectivité et peut-être par cette même famille. Actuellement on ne connaît pas le rôle de l'environnement sur le développement de ces enfants. Seule une étude comparative permettrait de connaître les conditions de vie de tous les enfants trisomiques 21.

L'utilisation abusive de l'accouchement secret, avec déclaration de l'enfant sans mention de sa filiation dans 60 % des situations, conduit à précipiter des parents vers la seule solution qui les déchargera définitivement d'un rôle parental qu'ils s'estiment a priori incapables d'assumer. On peut s'interroger d'un point de vue juridique sur la validité d'un acte d'abandon décidé dans un tel moment de détresse et de violence psychologique[10]. Dans tous les cas, la loi doit être respectée.

Permettre aux parents de prendre une décision la mieux éclairée que possible suppose un accompagnement et un soutien par des professionnels dès la maternité mais surtout après, que l'enfant soit au domicile familial ou placé en pouponnière.

---

[10] Code civil, livre III, titre III (des contrats et obligations). "Il n'y a point de consentement valable, si le consentement n'a été donné que par erreur, ou s'il a été extorqué par violence ou surpris par dol (art. 1109). "Il y a violence, lorsqu'elle est de nature à faire impression sur une personne raisonnable, et qu'elle peut lui inspirer la crainte d'exposer sa personne ou sa fortune à un mal considérable et présent... (art. 1112).

On peut souhaiter que les Pouvoirs Publics, soucieux de l'accueil des personnes handicapées dans la société et du problème de l'exclusion, intensifient les actions de sensibilisation et de formation des personnels concernés en maternité et dans les services médico-sociaux.

Le cadre de cette étude n'avait pas prévu de recueillir des informations complètes sur les pratiques institutionnelles en cours dans les pays occidentaux de cultures proches de la nôtre. Le recensement bibliographique effectué montre l'absence de recherches identiques à celle que nous avons réalisée. Il conduit à penser que ce phénomène massif de l'abandon d'enfants porteurs d'une trisomie 21 serait propre à notre pays. Cette hypothèse reste toutefois à vérifier.

Références bibliographiques

Aussilloux C., Roy J. (1989). Le bébé dans les institutions, In Lebovici S., Weil-Halpern F. Eds., *Psychopathologie du bébé*, Paris, PUF, 631-42.

Autrement (1985). *Objectif bébé. Une nouvelle science : la bébologie*, 72, 278 p.

Aymé S. (1990). Le diagnostic prénatal : évaluation de son impact, Communication au minicolloque INSERM : «*Enfance menacée*», 4-6 oct.

Aymé S., Julian C., Stoll C., Dott B., Dufouil C., Goujard J. (1992). Impact du diagnostic prénatal sur la prévalence des anomalies chromosomiques à la naissance, In *Recherche et politiques de santé. L'apport des Registres de morbidité*, Ducimetière P., Montaville B., Schaffer P., Spira N. (eds), Éditions INSERM, Paris, 219-23.

Battistelli F., Pouzet S. (1985). La révélation du diagnostic à la naissance. Le placement précoce : une solution provisoire parfois nécessaire, In *L'enfant déficient mental polyhandicapé. Quelle réalité ? Quels projets ?*, Sous la direction de Barat C., Bartschi et col., Paris, ESF, 1ère édition, 283 p., 208-214.

Bauer M. (1991). *Évaluation du fonctionnement de structures de la petite enfance par rapport à la prise en charge duhandicap.* Rapport ronéoté, 1991, Contrat Action-Recherche-Formation, Direction de la Vie Sociale du Conseil Général du 92 et CTNERHI, Vanves, 78 p.

Bensoussan P. (1989). L'annonce faite aux parents. Le nourrisson porteur d'une pathologie chronique, d'une malformation congénitale ou d'un handicap à la naissance : de la révélation à l'acceptation du diagnostic, *Neuropsychiatr. Enf. Adolesc.*, 37,8/9, 429-40.

Boucher N., Kerner G., Piquet A. (1989). Révélation du handicap de l'enfant et conséquences sur son environnement. Analyse bibliographique, *Handicaps et Inadaptations - Les cahiers du CTNERHI,* 47-48, 119-32.

Bouyx A., Rosset D. (1989). L'Aide sociale à l'enfance, *Ann. Pediatr. de Paris*, 36/3,165-69.

Braconnier A., Jeammet Ph., Lebovici S. Raimbault G. et al. (1982). *Le jeune handicapé et sa famille, l'apport de la psychiatrie de l'enfant*, Paris, ESF, 93 p.

Briard M.L. (1991). La politique de diagnostic anténatal en France, *Réadaptation*, 384, 14-17.

Carr J. (1970). Mongolism : telling the parents, *Developmental Medicine and Child Neurology*, 12, 213-21.

Carr J. (1985). The effect on the family of a severely mentally handicapped child, In *Mental deficiency, the changing outlook*, Clarke A.M., Clarke A.D.B. and Berg M. Eds., London, Methuen, 4th Edn., 512-48.

Circulaire interministérielle du 29.11.85. *Accueil de l'enfant né avec un handicap. Rôle des maternités*, publiée au Journal Officiel le 23.12.85.

Clerget J. (1991). Accueillir un enfant. Annoncer un handicap, *Les Cahiers du CTNERHI*, 53, 1-9.

Corbet E., Greco J. (1994). *Annonce du handicap, représentations et réalités. Pour un acte professionnel,* CREAI Rhône-Alpes, 129p.

Cuilleret M. (1984). *Les trisomiques parmi nous ou les mongoliens ne sont plus*, Simep, Villeurbanne, 2ème ed., 127p.

Cunningham C., Sloper P. (1977). Parents of Down's syndrome babies : their early needs, *Child Care, Health and Development*, 3, 325-48.

Cunningham C., Morgan P., Mc Gucken R. (1984). Down's syndrome : is dissatisfaction with disclosure of diagnosis inevitable ?, *Dev. Med. Child Neurol.*, 26, 33-39.

Cunningham C. (1986). Early intervention : some findings of the Manchester cohort of children with Down's syndrome, In M. Bishop, M. Copley & J. Porter (Eds), *Portage, more than a teaching programme*, London, NFER-Nelson.

Cunningham C., Turner S., Sloper, P., Knussen C. (1991). Is the appareance of children with Down's syndrome associated with their development and social functioning ? *Developmental Medicine and Child Neurology*, 33, 285-95.

Dallaire L., Lippman A., Grenier Y., Saxton M. (1897). Une société sans handicap (Atelier F, 220-256), In *Sortir la maternité du laboratoire*. Actes du forum international sur les nouvelles technologies de la reproduction. Gouvernement du Québec, Conseil du statut de la femme, Montréal, 423p.

David M., Appel G. (1973). *Loczy ou le maternage insolite*, Paris, Le Scarabée, 172p.

Denavit M.F. (1994). Problèmes éthiques posés par l'enfant polyhandicapé avant son entrée en institution, *CESAP Information*, 29, 5-13.

Drotar et al. (1975). Parental responses to handicap, *Pediatrics*, 56, 710-17.

Dugué C. (1988). L'enfant qui handicape la maternité : défaut ou défaillance ? *Le Groupe familial*, 1, 54-60.

Dumaret A.C., Rosset D.J. (1993). Trisomie 21 et abandon : enfants nés et remis en vue d'adoption à Paris, *Arch. Fr. Pediatr.*, 50, 851-57.

Dumaret A.C., Saier E., Aumeras C. Julian C. (1994). *Enfants trisomiques 21 nés entre 1985 et 1990 remis en vue d'adoption à l'Aide Sociale à l'Enfance des Bouches du Rhône*, Rapport à la Direction des Interventions Sanitaires et Sociales des Bouches du Rhône, 10p., document ronéoté.

Dumaret A.C., Rosset D.J. (1994). *L'abandon aujourd'hui à Paris : histoire des mères, histoire des enfants. La question de la transmission des informations*, Institut de l'Enfance et de la Famille, Paris, 57p. et annexes.

Elkins T. E., Crutscher D., Spinnato J. et al. (1985). Baby doe : is there really a problem ?, *Obstetrics and Gynecology*, 65, 492-95.

Elkins T. E., Stovall T.G., Wilroy S., Dacus J.V. (1986). Attitudes of mothers of children with Down Syndrome concerning amniocentesis, abortion, and prenatal genetic counceling techniques, *Obstetrics and Gynecology*, 68/2, 181-84.

Emde R. N., Brown C. (1978). Adaptation to the birth of a Down's Syndrome Infant, *American Academy of Child Psychiatry*, 299-23.

Francoual C. (1992). Annonce de la trisomie 21 et prise en charge à la naissance, In *CEE et périnatalité, 22° Journées nationales de la Société Française de Médecine Périnatale*, Paris, Arnette Ed., 140-150.

Gardent H., Crost M., Kerleau M., Goujard J. (1983). *Les aspects économiques du diagnostic prénatal par amniocentèse précoce*, document ronéoté, résumé du rapport final d'une recherche CNAMTS/INSERM.

Gary L., Admas (1982). Referral advice given by physicians, *Mental Retardation*, 20, 16-20.

Gath A. (1985). Parental reactions to loss and disappointment : the diagnosis of Down's syndrome, *Developmental Medecine and Child Neurology*, 27, 392-400.

Graber (1992). L'annonce du handicap à l'enfant, In *Naître et grandir différent ?* Ouvrage coordonné par J. Marie-Lanoë et J.M. Botta, Conseil Général du Rhône, CREAI Rhône-Alpes, 320 p., 77-80.

Grateau M.T., Vigouroux P. (1994). Mémento administratif et social des praticiens de l'accouchement à l'hôpital, *Revue hospitalière de France*, 3.

Gustafson (1973). Mongolism, parental desires, and the right to life, *Perspectives in Biology and Medecine*, 529-37.

Henrion R. (1992). Problèmes éthiques posés par la découverte d'une malformation foetale en cours de grossesse, In *Éthique et pédiatrie*, Comité Consultatif National d'Éthique pour les Sciences de la Vie et de la Santé, La Documentation Française, 133 p., 53-59.

Herbert, Leinderman, Marjorie, Seashore (1975). Mother-infant neonatal separation : some delayed consequences, Ciba Foundation, Amsterdam, Ciba Foundation, Symposium on Parent-Infant, *Elsevier, Excepta Medica.*

Image (L') *de la Trisomie 21 dans la société*. Journées Nationales 17-18 avril 1993, Saint Étienne, Publication des Actes par les GEIST 21, FAIT 21, 112p.

Institut de l'Enfance et de la Famille (1990). *Handicap, famille et société*, Paris, 316 p.

INSEE (1990). *Données sociales*, Paris.

Julian-Reynier C., Macquart-Moulin G. et al. (1992). Trisomie 21 : acceptabilité de l'interruption de grossesse et du diagnostic anténatal, *Fifth Int. Conf. on System Science in Health Care*. Chytil Mk et al. eds, Prague, Omnipress Publishing, 832-35.

Julian-Reynier C., Aurran Y., Dumaret A.C., Maron A., Chabal F., Giraud F., Aymé S. (1995). Attitudes towards Down's syndrome : follow-up of a cohort of 280 cases, *Journal of medical genetics*, 32, 597-599.

Kennell, J.H., Gordon, D., Klaus M. (1970). The effect of early mother-infant separation on later performance, *Pediat. Res.*, 4, 473-74.

Klaus M, Kennell J.H. et al. Maternal attachment. (1972), *New Eng. Journ. Med.*, 286, 460-63.

Lambert J.L. (1988). Caractéristiques des interactions éducatives avec des enfants trisomiques 21, *Neuropsychiatr. Enf. Adolesc.*, 7, 271-78.

Lamy M.L., Leridon H. (1981). Les grossesses tardives donnant lieu à une amniocentèse, *Population*, 1, 174-82.

Lanman J.T., Kohl S.G., Bedel J.H. (1974). Changes in pregnancy outcome after liberalization of the New York State abortion law, *Am. J. Obstet. Gynecol.*, 485-92.

Lebovici S. (1984). La mère et le bébé handicapé, *Handicaps et Inadaptations, Les Cahiers du CTNERHI*, 25, 3-8.

Levy J. (1980). *L'éveil au monde des nouveau-nés,* Paris, Seuil, 160 p.

Liberman R. (1983). Réaction parentale et attitudes médicales à la naissance d'un enfant malformé, *Est Méd.*, 3, 1115-17.

Lucas P.J., Lucas A.M. (1980). Down's syndrome : breaking the news to Irish parents, *Journal of the Irish Medical Association*, 3, 248-52.

May D.C. (1988). Plastic surgery for children. with Down's syndrome : normalization of extremism, *Mental Retardation*, 26/1,17-19.

Marshall, Klaus M., Trause M.A., Kennell J.H. (1975). Does human maternal behaviour after delivery how characteristic pattern ? Amsterdam, Ciba Foundation, Symposium on Parent-Infant, *Elsevier, Excepta Medica,* 59-85.

Marteau T.M., Kidd J., Cook R. et al. (1992). Psychological effects of having amniocentesis : are these due to the procedure, the risk or the behaviour ? *Journal of Psychosomatic Research*, 36/4, 395-402.

Megarbane A., Jobert A.S., Rethore M.O., Lejeune J., Peeters M. (1994). Annonce du diagnostic de trisomie 21 et abandon, *Archives de Pédiatrie*, 1, 856-57.

Mattei J.F. (1986). Diagnostic prénatal des anomalies chromosomiques, In *Le diagnostic prénatal. Progrès en pédiatrie*, Coord. Mattei J.F., Dumez Y., Paris, Doin, 291p.

Moatti J.P., Serror V., Le Gales C. (1992). L'évaluation du dépistage prénatal des anomalies chromosomiques : l'économie au secours de l'éthique ? *Prévenir,* 22, 137-48.

Molenat F. (1983). Autour de la naissance d'un nouveau-né «à risques», *Rev. Fr. Psy.*, 1, 44-78.

Molenat F. (1984). Prévention précoce des troubles du développement du jeune enfant à partir d'une maternité hospitalière, *Prévenir*, 10, 13-21.

Molenat F. (1992). *Mères vulnérables. Les maternités s'interrogent*, Paris, Stock, Pernoud, 341 p.

Murdoch J.C. (1984). I : Immediate postnatal management of the mothers of Down's syndrome and Spina Bifida children in Scotland 1971-81, and II : Experience of the mothers of Down's syndrome and Spina Bifida children on going from hospital in Scotland 1971-1981, *J. Ment. Defic. Res.*, 28/67-72 et 123-127.

Murdoch J.C., Anderson V.E. (1990). The management of Down's syndrome children ans their families in general practice, In FRASER W.I. Ed., *Key issues in mental retardation research*, London, Routledge.

Murdoch J.C., Gurr E. (1991). Communication of the diagnosis of Down's syndrome in New Zealand, 1972-88, *New Zealand Medical Journal*, 104/918, 361-63.

Oppenheim D. (1989). Approche des séquelles psychologiques des enfants cancéreux et de leurs familles, *Neuropsychiatr. Enf. Adolesc.*, 8-9, 347-51.

Perrotin C. (sous la direction de) (1991). *Le diagnostic anténatal. Quels enjeux ?* Centre de Bioéthique, Université Catholique de Lyon, Fondation M. Mérieux, Ed. Lacassagne, Lyon, 237p.

Pueschel S.M. (1983). Parental reactions and professionnal counceling at the birth of a handicapped children, In *Parent Professionnal Partnerships in Developmental Services*, Mulick & Pueschel Eds, Cambridge, The Ware Press, 35-41.

Pueschel S.M., Murphy A. (1976). Assessement of councelling practices at the birth of a child with Down's syndrome, *American Journal of Mental Deficiency*, 81, 325-30.

Pueschel S.M., Monteiro, Erickson M. (1986). Parents'and physicians'perceptions of facial, plastic surgery in children with Down's syndrome, *J. Mental Deficiency Res.,* 30, 71-79.

Quine L., Pahl J. (1987). First diagnosis of severe handicap : a study of parental reactions, *Developmental Medecine of Child Neurology,* 29/2, 232-42.

Rancourt (De) P. (1991). A propos du handicap : le cas de Mathieu, *Neuropsychiatr. Enf. Adolesc.,* 39/4-5,129-31.

Rapoport D. (1990). A la maternité : l'accueil de l'enfant né avec un handicap, In *Handicap, Famille et Société,* Ed. IDEF, 75-81.

Registre des Malformations Congénitales de Paris, évolution 1981-1990. Goujard J. (Ed), Paris, 1991.

Rethore M.O. (1981). La révélation du handicap aux parents, *Réadaptation,* 282, 9-12., L'enfant handicapé et son père (interview à Ombres et Lumières).

Rosset D., Dumaret A. (1992). Abandon et adoption à Paris en 1991. *La Revue du Praticien,* 42/1, 1406-09.

Rosset D.J., Faudot M., Dumaret A.C. (1993). Les enfants confiés en vue d'adoption par l'Aide Sociale à l'Enfance de Paris, *Perspectives Psychiatriques,* 38/III, 153-61.

Roy J., Visier J.P. (1991). Découverte et révélation d'une déficience chez l'enfant, *Handicaps et Inadaptations - Les Cahiers du CTNERHI,* 53, 11-21.

Roy J., Guilleret M., Visier J.P., Molenat F. (1989). Médecin et annonce du handicap chez un nouveau-né, *Arch. Fr. Pédiatr.*, 46, 751-57.

Shepperdson B. (1983). Abortion and euthanasia of Down's syndrome children - the parents' view, *Journal of Medical Ethics*, 9, 152-57.

Smith J.D. (1981). Down' syndrome, amniocentesis, and abortion : prevention or elimination ? *Mental Retardation*, 1, 8-11.

Soulayrol R., Ruffo M. (1982). *La révélation aux parents du handicap de leur enfant. Le jeune handicapé et sa famille. L'apport de la psychiatrie de l'enfant*, Paris, ESF.

Soulé M. (1985). L'enfant imaginaire, l'enfant dans la tête, In *Objectif Bébé*, Autrement, 47-56.

Terrier F. (1986). L'accompagnement précoce des enfants à risque de handicap et de leurs familles, *Arch. Fr. Pédiatr.*, 43, supp. 1, 579-82.

Titran M. (1993). *L'image de la personne porteuse de trisomie 21 vue par le pédiatre qui anime un C.A.M.S.P. pluridisciplinaire.* Journées Nationales des 17-18 avril 1993, GEIST 21, FAIT 21.

Tizard B., Hodges J. (1978). The effect of early institutional rearing on the development of eight years old children, *J. Child Psychol. Psychiatr.*, 19, 99-118.

Tomkiewicz S. (1973). Relations du débile mental avec sa famille, *Confront. Psychiatr*, 10, 159-92.

Tomkiewicz S., Mises R., Perron R. (1987). Déficiences mentales. In *L'enfant et sa santé, aspects épidémiologiques, biologiques, psychologiques et sociaux*, Manciaux M. Lebovici S. et coll. Eds., Paris, Doin, 1001-27.

Tomkiewicz S. (1989). Le handicap mental et l'intégration, *Les Cahiers de Beaumont*, 45, 38-41.

Tomkiewicz S. (1994). Le fantasme de l'enfant parfait, In *L'heure du doute : le désir de prévention médicale a-t-il des limites ?* Dir : Huber G. et Jalbert P., Association Descartes, Ed. de l'Environnement, 159-66.

Toulat J. (1990). *Ces enfants mongoliens. La réponse de l'amour,* Fayard, Col. Les enfants du fleuve, 195p.

Vigan (De) C., Vodovar V., Dufouil D., Goujard J. (1992). La trisomie 21 dans la population parisienne : évolution 1981-1990, *B.E.H.*, 38/92, 182-83.

Villard M. (1992). Débilité : la famille face au diagnostic, *Le Journal des Psychologues*, 101, 59-62.

Visier J.P., Mounoud C., Roy J. (1983). *Des parents d'enfants handicapés en quête d'une pratique associative*, CTNERHI, série Recherches, n° 3, 274p.

Visier J.P., Maury M., Roy J. (1985). La détresse des familles d'enfants handicapés mentaux, *La Revue de Pédiatrie*, XXI/7, 297-98.

Zucman E. (1982). Famille et handicap, *Handicaps et Inadaptations, Les Cahiers du CTNERHI*, 18, 22-30.

Annexes

I. Circulaire du 29 novembre 1985, publiée au J.O. du 21 décembre 1985.

II. Procès verbal de remise d'un enfant (articles 61, 62, 63 du CFAS)

III. Enfants trisomiques 21 remis en vue d'adoption dans les maternités parisiennes, 1980-84 et 1985-89

IV. Entretiens en maternités : les participants

V. Les oeuvres privées d'adoption d'enfants trisomiques 21

VI. Charte de l'Association A-FILIATION, Adultes Adoptés (1991)

VII. Caractéristiques des familles ayant confié un enfant à la naissance en vue d'adoption : enfants trisomiques 21 et autres enfants nés entre 1985 et 1989

VIII. Familles d'accueil et adoptives

Tableau A

Tableau B

IX. Déclaration de naissance. Code Civil, livre I, titre II : Actes de l'État Civil (art. 55 et suivants)

et titre VII : Filiation

Annexe I

MINISTÈRE DES AFFAIRES SOCIALES
ET DE LA SOLIDARITÉ NATIONALE

Secrétariat d'État chargé de la santé

CIRCULAIRE DU 29 NOVEMBRE 1985

relative à la sensibilisation des personnels de maternité à l'accueil des enfants nés avec un handicap et de leur famille

(*Journal officiel* du 21 décembre 1985)

Le ministre des affaires sociales et de la solidarité nationale, porte-parole du Gouvernement,
Le secrétaire d'Etat chargé de la santé

à

Messieurs les commissaires de la République ;
Directions régionales des affaires sanitaires et sociales (pour information) ;
Directions départementales des affaires sanitaires et sociales (pour exécution).

* * *

Cette circulaire vise à répondre à une double demande :

- celle des parents d'un enfant handicapé qui se sont trouvés dans l'ignorance d'un handicap, ou d'une suspicion de handicap, ou qui, face à ce douloureux problème, se sont retrouvés seuls, sans information précise sur les soutiens et sur les services dont ils auraient pu bénéficier ;
- celle des personnels de maternité confrontés à ces situations difficiles pour lesquelles ils ne sont pas suffisamment préparés.

Une meilleure connaissance du problème doit leur permettre de mieux aborder ces situations, qui seront cependant toujours vécues en fonction de chaque individualité. Elle doit également les aider à soutenir les parents dans l'établissement des premières relations avec leur enfant, en veillant à ce qu'une détérioration ou des carences affectives ne s'ajoutent à la déficience propre du nouveau-né.

La présente circulaire s'adresse à tous les personnels de maternité et a pour objet de les sensibiliser au rôle qu'ils peuvent jouer au moment de l'annonce du handicap aux parents, au soutien qu'ils peuvent dispenser à la famille pendant le séjour de la mère à la maternité, à l'action d'orientation et d'accompagnement qu'ils peuvent avoir à sa sortie.

La dernière partie concerne les modalités de formation du personnel et contient des instructions plus particulièrement adressées aux D.D.A.S.S. et aux directeurs d'hôpitaux.

* * * *

I. - L'ANNONCE DU HANDICAP

La révélation aux parents du handicap de leur enfant est un moment particulièrement lourd de conséquences. L'ensemble des études menées sur ce thème montre en effet que les parents, confrontés à un enfant différent de l'enfant qu'ils avaient imaginé, sont atteints dans leur propre identité et éprouvent au moment de l'annonce tout à la fois des sentiments de révolte, de désespoir et de culpabilité. On a également constaté combien les conditions dans lesquelles les parents ont appris la déficience de leur enfant pouvaient influer sur son évolution et celle de la vie familiale.

Cependant, dans la pratique, l'extrême diversité des handicaps ainsi que l'incertitude de certains diagnostics et pronostics rendent difficile la tâche des professionnels confrontés à cette situation.

A. - Situations diverses de handicap et de diagnostic

Quels que soient les diagnostics, toute situation où l'enfant naît avec des difficultés ou des déficiences particulières induit la notion de handicap tant chez les personnels de maternité que chez les parents, mais il est important de ne pas parler d'emblée de handicap.

Si certaines déficiences manifestes sont à l'origine d'un handicap évident, d'autres non apparentes mais prévisibles ne peuvent faire encore l'objet d'un diagnostic précis. D'autres n'entraîneront qu'un handicap réversible ou des troubles qui disparaîtront après une période de convalescence. Parfois, il ne s'agira que de facteurs de risques.

Les diagnostics peuvent être connus et annoncés à des moments divers. Il est bien évident que l'annonce pendant la période prénatale, au cours du séjour ou à la sortie de la maternité aura un retentissement différent sur les parents. Les décisions à prendre et les soutiens à apporter ne seront pas alors identiques. Ainsi, pendant la grossesse, l'échographie ou l'amniocentèse peuvent conduire à proposer une interruption de la grossesse ou à préparer les parents à cette naissance.

Quels que soient le moment de l'annonce, la nature et la gravité du handicap, la manière de communiquer le diagnostic aux parents est déterminante pour l'avenir de l'enfant et de sa famille.

B. - Principes de l'annonce à la naissance

Si chaque équipe doit trouver elle-même la réponse appropriée à chaque situation particulière, quelques principes généraux peuvent aider les professionnels, confrontés à la découverte du handicap, à soutenir et orienter les parents.

1. *Aménager les conditions de l'annonce*

Il s'agit non seulement de choisir avec soin le moment et le lieu de l'annonce mais aussi les personnes présentes lors de l'entretien. Il est nécessaire que l'un des médecins de la maternité prenne la responsabilité d'annoncer le diagnostic. Il est souhaitable, en outre, qu'il soit accompagné par une autre personne de l'équipe, afin de faciliter le relais du soutien auprès de la mère. Les personnes qui se chargent de l'annonce devront se rendre disponibles au cours du séjour pour répondre aux difficultés qui se présenteront.

Il convient de s'organiser pour que le père ou toute personne proche soient présents auprès de la mère lors de l'annonce. Celle-ci doit en outre respecter les conditions d'intimité nécessaires.

Enfin, l'expérience montre que la présence du bébé à ce moment précis lui permet dans de nombreux cas de prendre sa place d'enfant auprès de ses parents.

Le moment de l'annonce marque le début d'une prise de conscience des parents qui ne peut être que progressive. L'équipe tout entière devra alors s'y adapter de façon cohérente, en tenant compte du rôle de chacun.

2. *Communiquer seulement ce qui est certain*

Lorsque le diagnostic peut être posé, on l'expliquera en des termes accessibles aux parents, en s'adaptant à leurs questions. Pour les handicaps sans origine familiale précise, on veillera à informer la famille qu'aucune cause n'est identifiable afin d'éviter la recherche de responsabilités dans le couple.

Tant que le diagnostic n'est pas certain, il est préférable de ne pas parler de handicap et d'amener les parents à prendre conscience des difficultés et des possibilités de leur enfant au fur et à mesure qu'elles émergent.

3. *Préserver l'avenir, orienter les parents*

Il est important de mettre l'accent sur les possibilités de l'enfant et le rôle que ses parents peuvent jouer dans son évolution en évitant tout jugement défavorable sur un état ultérieur. Il s'agit de leur présenter, alors, la diversité des prises en charge possibles pour eux-mêmes et pour leur bébé. Cette information sera complétée au cours du séjour et les relais mis en place à la maternité.

Il faut enfin éviter d'enfermer les parents dans ce problème : on évoquera avec eux, au cours de l'entretien, d'autres aspects de leur vie sociale, familiale et professionnelle. Leur vie ne doit pas se restreindre au seul handicap de leur enfant.

II. - LE SOUTIEN ET L'ACCOMPAGNEMENT À LA MATERNITÉ

Lorsque le handicap est connu et annoncé, un soutien et un accompagnement particuliers doivent être apportés à la mère et à son enfant tout au long de leur séjour à la maternité.

A. - Entourer l'enfant

Chaque nouveau-né a des besoins particuliers. S'il naît avec un handicap, il est avant tout un enfant auquel il convient d'accorder l'attention dont tout nourrisson a besoin. Les parents attendent du personnel que les soins (infirmiers, pédiatriques, etc.) et l'attention dispensés à leur enfant soient les mêmes que ceux requis par les autres bébés.

B. - Accompagner la mère, les parents

Une attention chaleureuse et soutenue doit être apportée à la mère. Certaines mères aiment être entourées, d'autres préfèrent être seules. Certaines se trouvent dans des situations particulièrement difficiles : isolement, extrême jeunesse, personnalité fragile, culture différente, situation économique précaire. Le personnel ajustera son attitude et les conditions d'installation de la mère à l'ensemble de ces données.

En outre, tout doit être mis en œuvre pour favoriser la communication entre la mère et son enfant et la présence du père auprès d'eux. De façon générale, l'organisation de la maternité doit permettre la présence de l'enfant auprès de sa mère. Il faut en outre éviter les séparations et aménager les transferts qui s'avèrent nécessaires. Il s'agira alors de prévoir la possibilité pour la mère d'aller voir son enfant s'il est transféré et d'entrer en relation directe par téléphone avec l'équipe qui s'en occupe.

Les parents doivent enfin pouvoir exprimer leur détresse auprès du personnel rendu particulièrement disponible et poser les questions qui les préoccupent au fur et à mesure qu'elles se présentent. Chacun sera alors attentif à donner les réponses relevant de sa compétence et à effectuer un relais adapté pour les questions concernant un autre membre de l'équipe.

C. - Organiser un véritable travail d'équipe

Un travail en équipe autour de ces situations est nécessaire. Il conduira l'ensemble du personnel, quelles que soient sa fonction et sa qualification, à adopter un langage commun et une attitude cohérente. La mise en place de groupes, type BALINT, permet, par exemple, une approche plus personnelle des attitudes et l'expression par les participants des difficultés qu'ils ont pu rencontrer dans l'abord de chaque situation.

III. - LA PRÉPARATION DE LA SORTIE

L'ensemble des mesures prises pour préparer la sortie de la mère et de l'enfant doit permettre aux parents de ne pas se retrouver seuls avec le problème du handicap de leur bébé.

On peut pour cela :

1. Assurer le relais du travail de la maternité auprès des parents d'enfants handicapés par les services et les divers professionnels qui peuvent être amenés à les aider ultérieurement, selon les cas : leurs médecins traitants, les services de protection maternelle et infantile, les centres d'action médico-sociale précoce, les services sociaux d'éducation spécialisée à domicile, les médecins conseils du service médical de l'assurance maladie, les commissions départementales d'éducation spéciale, les travailleuses familiales et assistantes maternelles, les intersecteurs d'hygiène mentale et les associations regroupant des parents d'enfants handicapés. Les parents doivent être informés de la possibilité de rencontrer, s'ils le désirent, certains de ces intervenants à la maternité ;

2. Proposer de revoir l'enfant et les parents à la demande, après la sortie, en acceptant que ce contact soit effectué éventuellement par téléphone avec la personne de la maternité choisie par les parents ;

3. Indiquer toutes les éventualités envisageables, en aidant au libre choix de la famille et à l'avenir proche de l'enfant : vie en famille avec prise en charge ambulatoire, vie dans un milieu familial d'accueil, établissement d'accueil et de soins, consentement à l'adoption. L'orientation envisagée à ce moment devra s'adapter à l'évolution tant de la famille qu'à celle de l'enfant et pourra donc être réversible ou alternative ;

4. Faciliter la guidance familiale en remettant aux parents un fascicule d'adresses et de renseignements personnalisé par région ou département et élaboré par les directions départementales des affaires sanitaires et sociales - annexe I (1). On peut éventuellement, si les parents le souhaitent, prendre un rendez-vous avec ces intervenants.

IV. - LA FORMATION DU PERSONNEL

La formation essentiellement technique des personnels de maternité ne les prépare pas suffisamment à affronter les difficultés soulevées par la naissance d'un enfant avec un handicap.

En raison des progrès de la contraception, de l'obstétrique, et de la néonatologie, les parents comme le personnel sont conduits à n'envisager qu'une naissance « sans problème ». Aussi se trouvent-ils d'autant plus démunis devant ce qui représente un choc émotionnel particulièrement douloureux.

Pour que les personnels de maternité soient en mesure d'aider les parents à surmonter cette épreuve, ils doivent bénéficier d'une formation qui leur permette de répondre individuellement et en équipe aux multiples aspects de ces situations. Le contenu de cette circulaire servira de référence dans l'élaboration des programmes de formation que je vous demande de promouvoir.

Il vous appartient de demander aux directeurs d'établissement d'en tenir compte lors de la préparation du plan de formation annuel qui pourra inclure des sessions sur ce thème. Vous les inviterez dans ce cas à faire appel, le cas échéant, à des organismes ou à des personnes compétentes dont vous trouverez les coordonnées en annexes.

S'agissant des sessions extérieures à l'hôpital, je vous demande de favoriser une large information du personnel, et de donner toute facilité d'inscription aux personnes intéressées : équipes médicales (médecins et sages-femmes), équipes paramédicales (puéricultrices, auxiliaires de puériculture, infirmières, aides-soignantes...), psychologues, travailleurs sociaux (assistants sociaux, éducateurs spécialisés, éducateurs de jeunes enfants...), personnels administratif et de service.

La refonte actuelle des programmes de formation initiale de certaines catégories de personnels devrait, dans un avenir proche, rendre plus efficaces ces actions de formation permanente.

*
* *

Le séjour en maternité constitue un moment privilégié de soutien de la mère dans ses premières relations avec son enfant, de guidance parentale et d'orientation des familles vers des prises en charge appropriées.

Cet accompagnement des parents et de l'enfant exige une sensibilisation particulière de tous les personnels de la maternité et demande de réfléchir à une nouvelle organisation de celle-ci et du travail en équipe. Elle doit permettre à l'établissement de s'ouvrir sur l'extérieur et de devenir pour les familles le relais d'un système global de prévention et de prise en charge.

Le ministre des affaires sociales
et de la solidarité nationale,
porte-parole du Gouvernement,
GEORGINA DUFOIX

Le secrétaire d'Etat auprès du ministre
des affaires sociales et de la solidarité nationale,
porte-parole du Gouvernement, chargé de la santé,
EDMOND HERVÉ

---

(1) Cette circulaire et ses annexes seront publiées dans un prochain fascicule spécial du *Bulletin officiel* du ministère des affaires sociales et de la solidarité nationale.

Annexe II

DÉPARTEMENT

DIRECTION DE L'ACTION SOCIALE,
DE L'ENFANCE ET DE LA SANTÉ

SOUS-DIRECTION DES ACTIONS FAMILIALES
ET ÉDUCATIVES

PROCES VERBAL DE REMISE D'UN ENFANT
en vertu des Articles 61 - 62 - 63
du Code de la Famille et de l'Aide Sociale

=-=-=-=-=-=-=-=-

Je soussigné(e), déclare que l'enfant :

NOM :

Prénoms :

Né(e) le : **à**

est remis au Service de l'Aide Sociale à l'Enfance de Paris en application des dispositions de l'article 61 - (1er - 2e - 3e - 4e*) du Code de la Famille et de l'Aide Sociale.

Je déclare avoir informé le (les) parent(s) ou la personne qui a remis l'enfant :

- 1 - des mesures instituées, notamment par l'Etat, les collectivités territoriales et les organismes de Sécurité Sociale pour aider les parents à élever eux-mêmes leurs enfants.

- 2 - de l'admission à partir de ce jour, de l'enfant en qualité de pupille de l'Etat à titre provisoire et de l'organisation de sa tutelle.

- 3 - de la faculté de reprendre immédiatement et sans aucune formalité l'enfant pendant un délai de 3 mois.
Ce délai est porté à 1 an pour celui des père ou mère qui n'a pas confié l'enfant au service (Article 61-3).

- 4 - de l'admission définitive de l'enfant en qualité de pupille de l'Etat au-delà de ces délais et de l'élaboration pour celui-ci d'un projet d'adoption.
La décision d'accepter ou de refuser la restitution d'un pupille de l'Etat est, sous réserve des dispositions des articles 348-3 (alinéa 3) et 352 du Code Civil, prise par le Tuteur avec l'accord du Conseil de Famille ; en cas de refus le Tribunal de Grande Instance peut être saisi par le ou les demandeurs.
Toute demande de restitution sera irrecevable si l'enfant a été placé en vue d'adoption.

- 5 - de la possibilité de demander le secret de l'état civil de l'enfant.

* Rayer les mentions inutiles

La personne qui a remis l'enfant a déclaré en outre *

Copie de ce procès-verbal est délivrée à la (aux) personne (s) ayant remis l'enfant.

Dressé le à

par

qualité

Signature du déclarant,

* Noter tous les renseignements qui ont été fournis par la personne qui remet l'enfant et qui pourront être utilisés pour l'enfant : motif de la remise, situation de la mère, du père, etc...

A N N E X E
AU PROCES-VERBAL DE REMISE D'UN ENFANT

(à remplir lorsque l'enfant est remis par son père ou sa mère)
article 61-2e et 3e du C.F.A.S.

M.*
Mme

a été invité(e) à consentir à l'adoption de son enfant.

Il (elle) a été informé(e) des délais et conditions de rétractation de ce consentement, à savoir :

- pendant trois mois, la rétractation peut être faite par lettre recommandée avec avis de réception, adressée au service de l'Aide Sociale à l'Enfance de Paris - 12, Rue de la Collégiale - PARIS (5ème).

- après trois mois, il (elle) a la possibilité de demander à reprendre l'enfant, à condition que celui-ci n'ait été placé en vue d'adoption. La décision sera prise par le Tuteur avec l'accord du Conseil de Famille des pupilles de l'Etat. En cas de refus de restitution, le parent peut saisir le Tribunal de Grande Instance.

Il (elle) a également été informé(e) :

- que s'il (si elle) reprend l'enfant pendant les trois mois, même sans rétractation écrite du consentement à l'adoption, celui-ci sera caduc.

- que s'il (si elle) rétracte son consentement mais ne reprend pas l'enfant, ce dernier restera pupille de l'Etat et pourra être adopté avec le consentement du Conseil de Famille.

Je, soussigné(e)
M
Mme
consent à l'adoption de l'enfant
NOM Prénom(s)
Né(e) le à

J'ai été informé(e) des délais et conditions dans lesquels je pourrai rétracter mon consentement à l'adoption.

Je demande *
Je ne demande pas * le secret de l'état civil de mon enfant.

SIGNATURES :

Personne qui recueille l'enfant **Le Père** **La Mère**

* Rayer les mentions inutiles

A N N E X E
AU PROCES-VERBAL DE REMISE D'UN ENFANT

(à remplir lorsque l'enfant est remis par son père et sa mère)
article 61-2e et 3e du C.F.A.S.

M.
Mme

ont été invités à consentir à l'adoption de leur enfant.

Ils ont été informés des délais et conditions de rétractation de ce consentement, à savoir :

- pendant trois mois, la rétractation peut être faite par lettre recommandée avec avis de réception, adressée au service de l'Aide Sociale à l'Enfance de Paris - 12, Rue de la Collégiale - PARIS (5ème).

- après trois mois, ils ont la possibilité de demander à reprendre l'enfant, à condition que celui-ci n'ait été placé en vue d'adoption. La décision sera prise par le Tuteur avec l'accord du Conseil de Famille des pupilles de l'Etat. En cas de refus de restitution, les parents peuvent saisir le Tribunal de Grande Instance.

Ils ont également été informés :

- que s'ils reprennent l'enfant pendant les trois mois, même sans rétractation écrite du consentement à l'adoption, celui-ci sera caduc.

- que s'ils rétractent leur consentement mais ne reprennent pas l'enfant, ce dernier restera pupille de l'Etat et pourra être adopté avec le consentement du Conseil de Famille.

Nous, soussignés
M
Mme
consentons à l'adoption de l'enfant
NOM Prénom(s)
Né(e) le à

Nous avons été informés des délais et conditions dans lesquels nous pourrons rétracter notre consentement à l'adoption.

Nous demandons *
Nous ne demandons pas * le secret de l'état civil de notre enfant.

SIGNATURES :

Personne qui recueille l'enfant **Le Père** **La Mère**

* Rayer les mentions inutiles

Annexe III

Trisomie 21 et abandon à Paris

Enfants trisomiques nés en	1980-84	1985-89	TOTAL abandons
maternités publiques			
rencontrées	9	16	25
non rencontrées	10	8	18
Hors Paris	1	4	5
Sous Total	20	28	48
maternités privées			
rencontrées	10	25	35
non rencontrées	10	9	19
Sous Total	20	34	54
TOTAL	40	62	102

Note Annexe III : y compris les enfants nés hors Paris (4)

Annexe IV

Entretiens en maternités (participants)

Maternités	présents	absents	postes non existants
publiques			
A	AS, pédiatre, psychologue	obstétricien sage-femme	
B	psychologue, puéricultrice, 2 auxil. puer. surveillante générale.	AS pédiatre, obstétricien	
C	AS, puéricultrice, 2 sages-femmes	pédiatres aux urgences	psychologue
D	AS pédiatre, puéricultrice, auxil. puer, sage-femme	obstétricien	
E	2 AS, pédiatre, 2 sages-femmes		psychologue
F	2 AS, pédiatre, 2 sages-femmes	obstétricien, psychologue	
G	pédiatre	réunion équipe non demandée	
privées			
H	AS, pédiatre, psychologue, sage-femme	obstétricien	
I	pédiatre, psychologue, puéricultrice	obstétricien AS et surv. chef : présence non souhaitée	
J	2 obstétriciens, psychologue		AS
K	1) AS psychologue 2) pédiatre	obstétricien	
L	1) obstétricien 2) AS	pédiatres (prob. de service)	psychologue
M	sage-femme	obstétriciens, pédiatres (prob. de service)	

Annexe V

Les oeuvres privées d'adoption d'enfants trisomiques 21

Oeuvre d'adoption agrée par le Ministère de la Santé en 1975, l'OEUVRE EMMANUEL, fondée par Jean et Lucette Alingrin, accueille le premier enfant trisomique 21 en 1976. Pendant plusieurs années, non seulement des bébés mais aussi des enfants plus âgés ayant vécu plusieurs mois, voire 3 ou 4 ans en institutions, leur seront confiés.

Actuellement, cette oeuvre accueille essentiellement des bébés qui leur sont confiés directement par les maternités ou par les services d'ASE. En outre, elle reçoit les parents en détresse après l'annonce du handicap. Cette oeuvre s'occupe également d'adoption d'enfants venant de l'étranger. Les bébés vivent en familles d'accueil pendant la durée du délai légal de rétractation et en attendant leur famille adoptive.

Les candidats à l'adoption , agréés par les services de l'ASE des départements sont des couples mariés, essentiellement des familles chrétiennes avec plusieurs enfants. Leur recrutement se fait «de bouche à oreille, par contagion», explique Mr. Alingrin mais l'Oeuvre Emmanuel se réserve le droit de refuser des candidatures. Elle propose toujours une aide, un suivi, une écoute à ces familles adoptives.

Les familles adoptives gardent généralement un lien avec l'oeuvre, directement ou par l'intermédiaire de réseaux régionaux de parents. L'Oeuvre Emmanuel a développé son action et son fonctionnement en Belgique, au Canada et en Suisse.

SOS ENFANTS SANS FRONTIÈRES créée par Jacqueline Bonheur (ayant travaillé avec Terre des Hommes) en 1974, a une vocation différente puisque cette association vient en aide aux enfants des pays en voie de développement, sur le plan médical, nutritionnel et éducatif (participation aux campagnes de vaccination, à la création de dispensaires et de centres nutritionnels). Elle accueille en France les enfants nécessitant de lourdes opérations chirurgicales, jusqu'à leur guérison. Toutefois, elle a toujours cherché des familles pouvant accueillir «à vie» des enfants handicapés dont les enfants trisomiques 21.

L'EAU DE VIE est créée en 1982 pour accueillir des enfants pupilles de l'État, dont certains sont parfois restés plusieurs années en institutions. La fondatrice Cécile Barjon, qui débuta son action avec les deux précédentes associations, installe son lieu d'accueil (capacité d'accueil : six enfants) dans le sud de la France et travaille en lien principalement avec les départements de la région. Une antenne existe à Orléans.

Annexe VI

Adultes Adoptés

CHARTE 1991

****

L'association **A-filiAtion** *considère:*

* *La construction psychique stable de l'enfant passe par la reconnaissance de l'abandon, par l'enfant lui-même, son entourage et la société.*

* *que la filiation affective - la filiation biologique sont constructives de l'individu.*

* *qu'il y a une co-responsabilité du père et de la mère biologique dans le consentement à l'adoption.*

* *La vérité comme un élément fondamental dans la relation réciproque de filiation parents/enfants.*

* *que tous les individus ont un droit absolu à la connaissance des origines, dans la limite du respect des personnes (enfant, père et mère biologiques, famille adoptive).*

* *que le dialogue et la réflexion sont importants pour une ouverture et une évolution de l'association dans une société en mouvement.*

* *que le respect entre adhérents doit être total, dans leurs démarches et leurs choix, tout en sachant que l'association n'est ni un organisme de recherche des origines, ni de centralisation de renseignements.*

lu et approuvé.
le Conseil d'administration

A-filiAtion
Maison des Associations, 21 Allée Baco 44000 NANTES
tél: 40.35.26.78

Annexe VII

Caractéristiques des familles ayant confié un enfant en vue d'adoption

Enfants nés entre 1985 et 1989 (n = 579)

Données maternelles	trisomiques 21 (n=62)	autres enf. (n=517)
état civil de la mère		
célibataire	4	325
mariée, concubinage	41	30
sép., div. veuve	2	45
inconnu	15	117
catégorie juridique (remise)		
61-1	44	470
61-2 et 3 (PV)	18	47
origine géographique/mère		
France, Europe	51	244
Maghreb	7	175
Afrique, Antilles	3	53
Asie, Am. latine	0	20
Métis	0	13
?	1	12
la mère a déjà des enfants		
oui	26	182
non et ?	36	335
age de la mère		
<20 ans	0	101
20-24	2	155
25-29	16	114
30-34	26	57
35-39	16	27
≥40 ans	1	11
?	1	52
âge moyen : $m \pm \sigma$	31,8 ±4,4 ans	24,7 ±6,3 ans

Source : Dumaret, Rosset, 1994, IDEF.

Annexe VIII

Familles d'accueil et familles adoptives

Tableau A : Structure des familles d'accueil et adoptives

Familles	Familles d'accueil avec		Familles Adoptives avec	
	enfants biologiques	enfants accueillis	enfants biologiques	enfants adoptés
aucun enfant	0	5	8	22
1 seul enfant	1	5	5	7
2 enfants	8	10	4	2
3 enfants	15	1	8	2
≥ 4 enfants	7	7	16	8
Total familles	31	31	41	41

Tableau B : Catégories socioprofessionnelles des chefs de famille

Catég. socioprofessionnelles	familles adoptives	familles d'accueil
artisans, agriculteurs	3	1
chef entrep., prof lib., cadres	17	0
prof. intermédiaires	11	3
employés	3	2
ouvriers	7	18

Annexe IX

Code Civil (livre I, titre II : Actes de l'État Civil, titre VII : Filiation)

Art. 55 : **«Les déclarations de naissance seront faites dans les trois jours de l'accouchement, à l'officier de l'état civil du lieu.»**

Lorsqu'une naissance n'aura pas été déclarée dans le délai légal, l'officier d'état civil ne pourra la relater sur ses registres qu'en vertu d'un jugement rendu par le tribunal de l'arrondissement dans lequel l'enfant est né, et mention sommaire sera faite en marge à la date de la naissance. Si le lieu de la naissance est inconnu, le tribunal compétent sera le domicile du requérant.»
Décrets du 25 nov. 1960 et du 15 oct. 1976: «Le jour de l'accouchement n'est pas compté dans le délai de trois jours fixé par l'art. 55 du C. Civ...Lorsque le dernier jour dudit délai est un samedi, un dimanche, un jour férié ou chômé, ce délai est prorogé jusqu'au premier jour ouvrable suivant».
Ainsi le délai maximum autorisé par la loi pour la déclaration de naissance est de 5 jours.

Art. 56 : «La naissance de l'enfant sera déclarée par le père, ou à défaut du père, par les docteurs en médecine, *ou en chirurgie*, sages-femmes, officiers de santé ou autres personnes qui auront assisté à l'accouchement ;...». «L'acte de naissance sera rédigé immédiatement.»

Art. 57 : «L'acte de naissance énoncera le jour, l'heure et le lieu de la naissance, le sexe de l'enfant, et les prénoms qui lui seront donnés, les prénoms, noms, âges, professions et domiciles des père et mère, et, s'il y a lieu, ceux du déclarant. Si les père et mère de l'enfant naturel, ou l'un d'eux, ne sont pas désignés à l'officier de l'état civil, il ne sera fait sur les registres aucune mention à ce sujet.»

L'officier de l'état civil n'a pas à vérifier la valeur juridique et matérielle des renseignements qui doivent être énoncés dans l'acte...»

Art. 58 : «Toute personne qui aura trouvé un enfant nouveau-né est tenue d'en faire la déclaration à l'officier d'état civil du lieu de la découverte. Si elle ne consent pas à se charger de l'enfant, elle doit le remettre... à l'officier de l'état civil.
Il est dressé un procès-verbal détaillé qui... énonce la date, l'heure, le lieu et les circonstances de la découverte, l'âge apparent et le sexe de l'enfant, toute particularité pouvant contribuer à son identification ainsi que l'autorité ou la personne à laquelle il est confié. Ce procès-verbal est inscrit à sa date sur les registres de l'état civil. A la suite et séparément de ce procès-verbal, l'officier de l'état civil établit un acte tenant lieu d'acte de naissance... sexe, prénoms et nom donnés, date et lieu de naissance. Pareil acte doit être établi, sur déclaration des services de l'assistance à l'enfance, pour les enfants placés sous leur tutelle et dépourvus d'acte de naissance connu ou pour lesquels le secret de la naissance a étéréclamé[1].
Si l'acte de naissance de l'enfant, vient à être retrouvé ou si sa naissance est judiciairement déclarée, le procès-verbal de découverte et de l'acte provisoire de naissance sont annulés à la requête du procureur de la République ou des parties intéressées.»

Art. 62 : «L'acte de reconnaissance d'un enfant naturel sera inscrit sur les registres à sa date ; il en sera fait mention en marge de l'acte de naissance, s'il en existe un, et il en sera donné avis, dans le mois, au juge de tribunal d'instance du canton de la naissance.»

Art. 319 : «La filiation des enfants légitimes se prouve par les actes de naissance inscrits sur les registres de l'état civil.»

---

[1] En ce cas, le lieu de naissance indiqué dans l'acte pourra être différent du lieu exact de naissance. C'est la pratique courante des services de l'ASE.

Le Centre Technique National d'Etudes et de Recherches sur les Handicaps et les Inadaptations (CTNERHI), association Loi 1901, remercie vivement tous les organismes qui, par leur participation financière, lui permettent d'accomplir ses missions de documentation, d'études, de recherches, et d'édition, notamment :

- Ministère du Travail et des Affaires Sociales
- Mutualité Sociale Agricole (MSA)

Edité par le CTNERHI
Tirage par la division Reprographie
Dépôt légal : Février 1996

ISBN 2-87710-099-5
ISSN 0223-4696
CPPAP 60.119

Le Directeur : Annick DEVEAU